MÉDECINE

DES FAMILLES

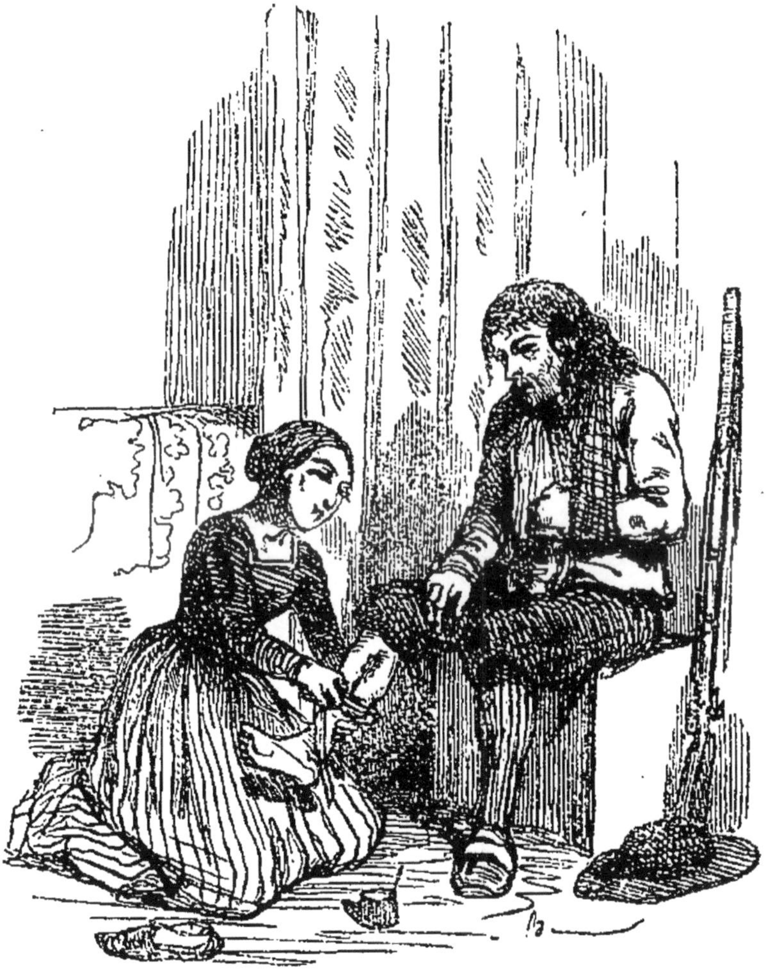

PLANCY

É DE SAINT-VICTOR POUR LA PROPAGATION
DES BONS LIVRES

Te ^{17} 184

MÉDECINE USUELLE

DES FAMILLES

MÉDECINE

USUELLE

DES FAMILLES

PAR LE DOCTEUR ENSENADA

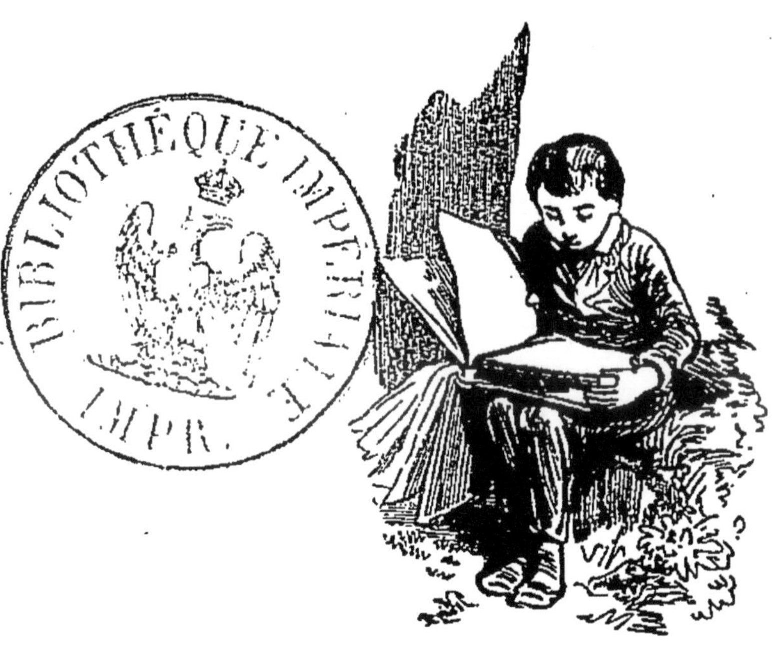

PLANCY

SOCIÉTÉ DE SAINT-VICTOR POUR LA PROPAGATION
DES BONS LIVRES

—

1855

Plancy. Typ. de la Société de Saint-Victor. — J. Collin, imp.

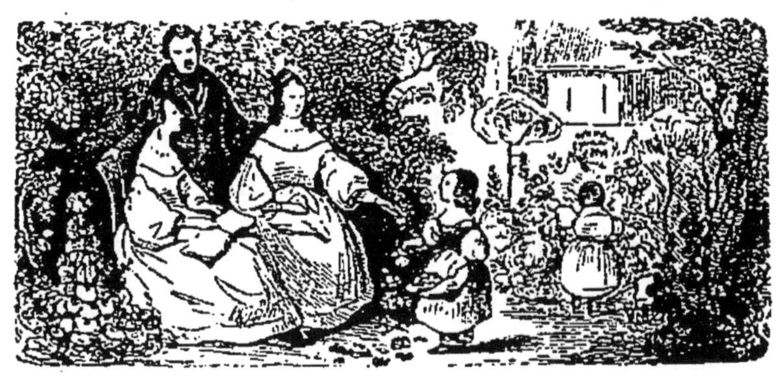

MÉDECINE USUELLE

On a publié, il y a quarante ans, bien avant le gros et lourd volume de M. Audin-Rouvière, et comme lui sous le titre de *La Médecine sans médecin*, un petit recueil de douze pages très pleines, imprimé chez Aubry, au Palais-de-Justice, à Paris.

Ce petit recueil est oublié, quoiqu'il contienne

1

d'assez bonnes choses, parce que, depuis, la science vraie a quelque peu marché, et qu'on a découvert divers remèdes aux accidents, aux maux, aux petites maladies, où les gens de bon sens peuvent se traiter eux-mêmes, car, dès qu'il s'agit d'une maladie sérieuse, la médecine sans le médecin est presque toujours une illusion pleine de périls.

Nous allons donner ici un résumé succint des soins qu'on peut se donner soi-même, sans le médecin, ou dans plusieurs cas, en attendant le médecin.

Le plus souvent, chez nous, la médecine réussit mal, parce que les médecins sont pour la plupart matérialistes, et par suite trop légèrement consciencieux. A chance égale, ceux qui ont des yeux pour voir et du calme pour juger remarqueront toujours qu'un médecin religieux guérit beaucoup plus qu'un autre.

Les progrès de la médecine sont petits. Depuis Hippocrate, on n'a pas fait un pas (et cet exemple suffit) dans l'art de guérir les maux de dents;

supplices souvent intolérables, et que pourtant on ne plaint guère, parce, dit-on, qu'ils ne sont pas mortels ; mais ils ont causé des anévrismes qui ont donné la mort.

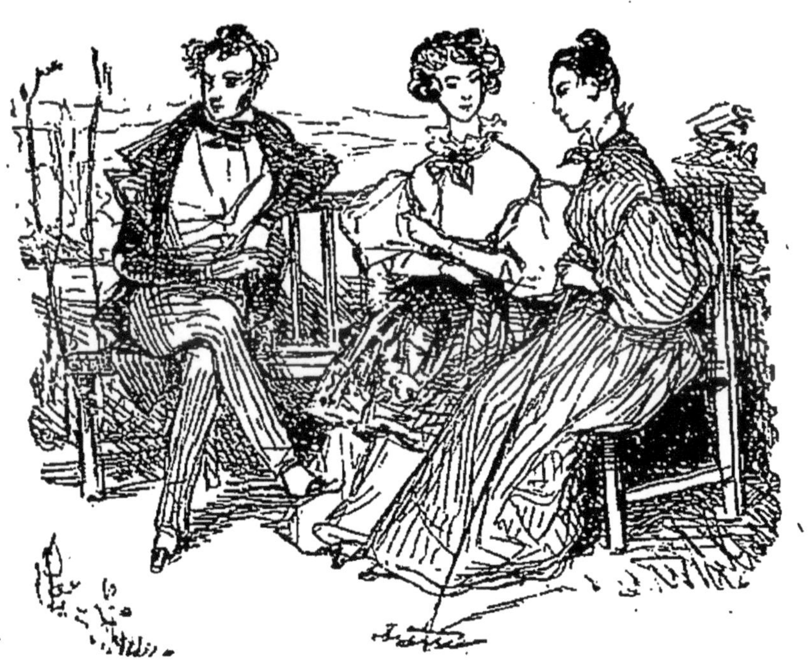

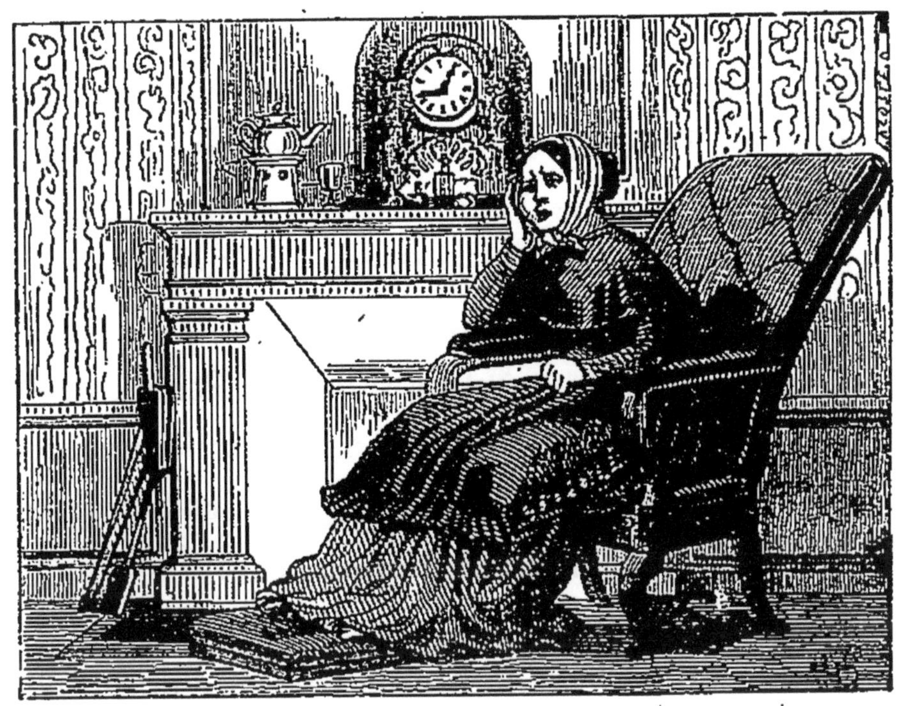

MAUX DE DENTS

Si vous souffrez des dents, on vous envoie au dentiste, qui ne guérit rien, mais qui détruit. Or, une dent arrachée est souvent la ruine de plusieurs autres.

Ou bien on vous donne des créosotes, des opiats, de l'eau-de-vie, du poivre, du tabac : toutes matières ardentes qui irritent le mal et le rendent chronique, de passager qu'il était.

Un remède efficace aux douleurs de dents, c'est de tenir dans sa bouche, non de l'alcool, mais de l'eau pure. En même temps on verse dans sa main de l'eau-de-Cologne ou de l'eau-de-vie, et on s'en frotte fortement l'extérieur de la mâchoire et le dessous des oreilles, à l'endroit où aboutissent les nerfs des dents. Par ce procédé simple on attire à la peau l'inflammation intérieure, et la douleur cesse. Dans les très vives douleurs de dents, M. Récamier conseillait de mâcher un tampon de mousseline où était enfermé et bien ficelé un peu de poudre de chasse, autant qu'en contient une cuillère à café.

On gâte ses dents par des imprudences. En cassant des noyaux, des amandes, des noix, du sucre, on en ébrèche l'émail, et la carie s'y insinue. — L'usage de la pipe n'est pas bon pour les dents. Si quelquefois elle engourdit le mal, elle l'entretient.

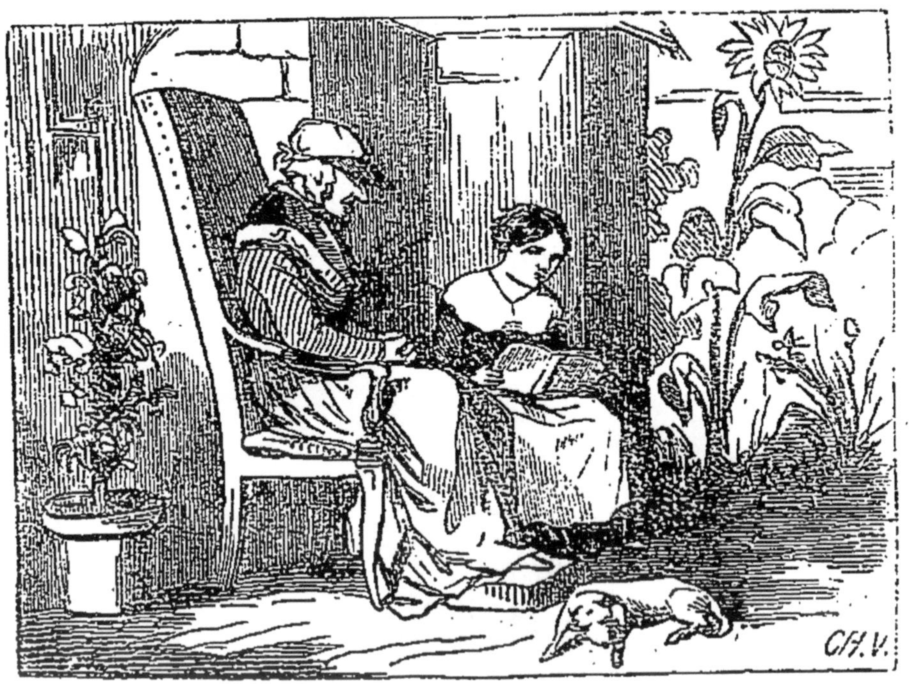

MAUX D'YEUX.

On soulage l'inflammation des yeux en les frottant avec un linge de toile imbibé d'eau fraîche, qu'il faut renouveler sans cesse.

L'eau de plantin, l'eau de miel rosat, sont excellentes en ce qu'elles rafraîchissent et fortifient. Les pleurs de la vigne, si l'on a soin de les recueillir au temps où on la taille, sont un précieux remède aussi.

On conseille encore aux vues faibles, comme réellement fortifiantes, des lotions de vieux vin blanc sur les paupières fermées.

Le vin blanc bu irrite les yeux faibles; les liqueurs fortes sont contraires à la vue.

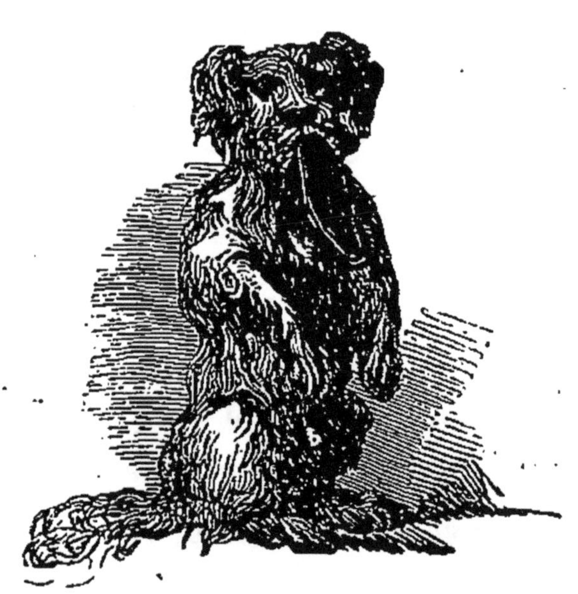

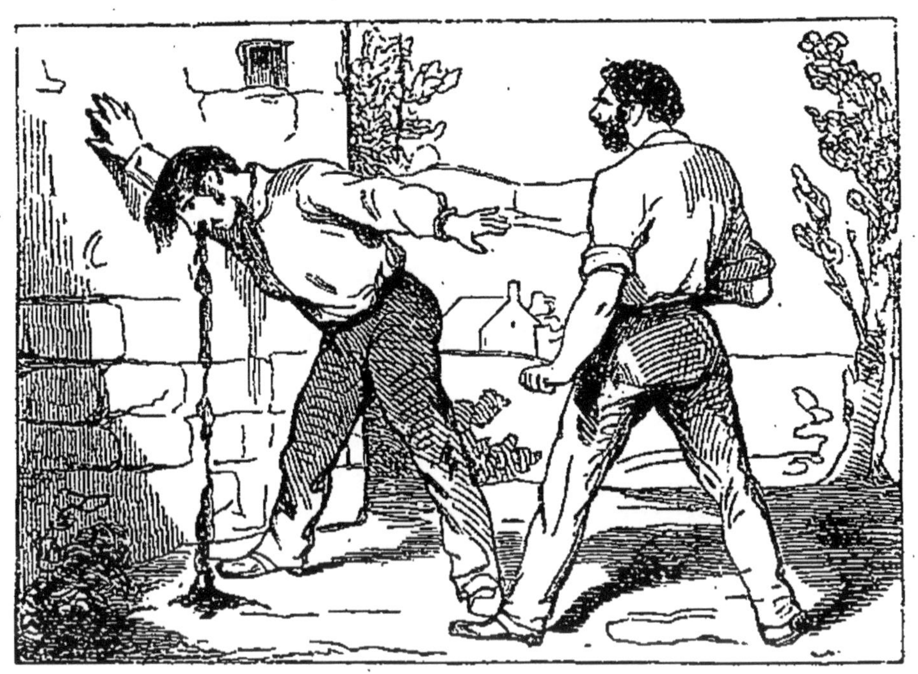

SAIGNEMENT DE NEZ

Ne suivez pas, pour arrêter un saignement de nez, l'affreux stratagème de quelques vieilles femmes, lequel consiste à mettre·dans le dos de celui qui subit l'hémorrhagie une clé ou tout autre corps froid : ce procédé a des dangers.

On arrête un saignement de nez en élevant au-dessus de sa tête le bras droit si on saigne de la narine droite, le bras gauche si on saigne de la narine gauche.

On l'arrête encore en entourant, au poignet, le bras de la personne qui saigne, avec un linge trempé de vinaigre.

Après un saignement de nez, il est sage de mettre ses pieds à l'eau modérément chaude, — pourvu qu'on ait l'estomac libre.

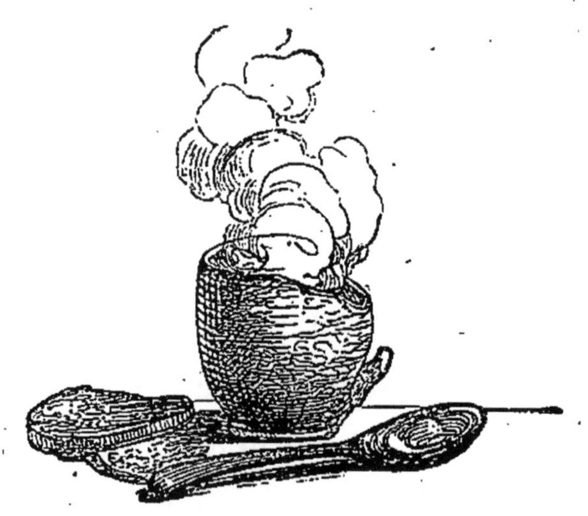

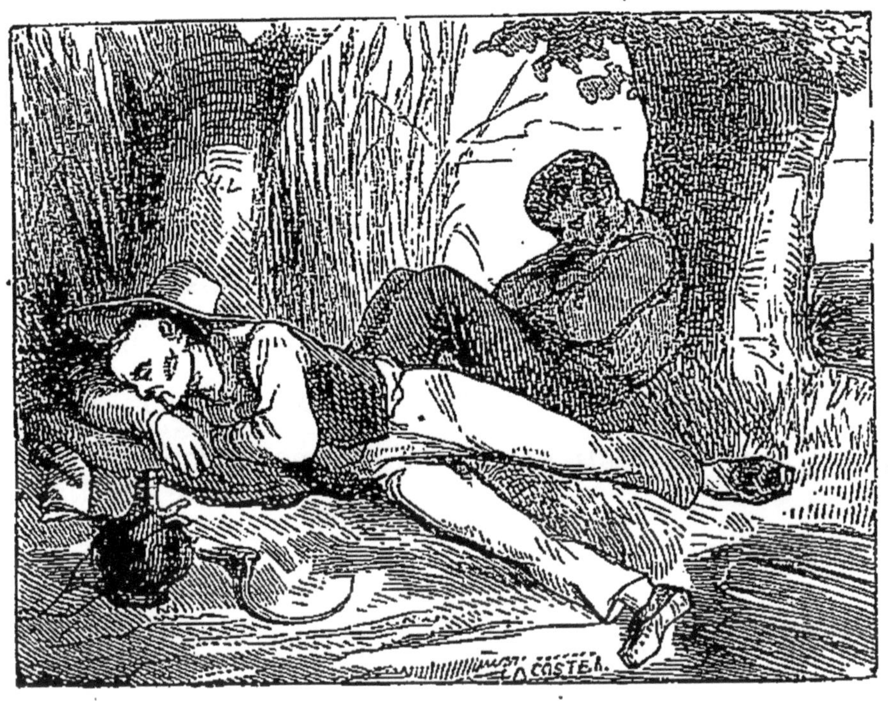

INSECTES DANS LES OREILLES

Tout perce-oreilles ou autre insecte qui entre dans l'oreille, lorsqu'une tête endormie à terre lui en offre l'occasion, ne peut pas sortir facilement du conduit étroit où il s'est engagé. Si on l'y laisse, il peut causer de grands ravages sur le cerveau et amener des douleurs affreuses. Il faut donc se hâter d'insinuer dans l'oreille occupée quelques gouttes d'huile, qui le tuent ou l'asphyxient, principalement si c'est de l'huile de lis. Alors on le retire avec un cure-oreilles.

Puis on extrait aussi l'huile ou tout autre liquide, quelquefois l'insecte lui-même ou les ordures qui sont entrées là, en posant l'orifice d'une petite seringue à l'entrée de l'oreille et tirant doucement le piston pour aspirer.

Le plus sûr est de ne ne pas dormir à terre.

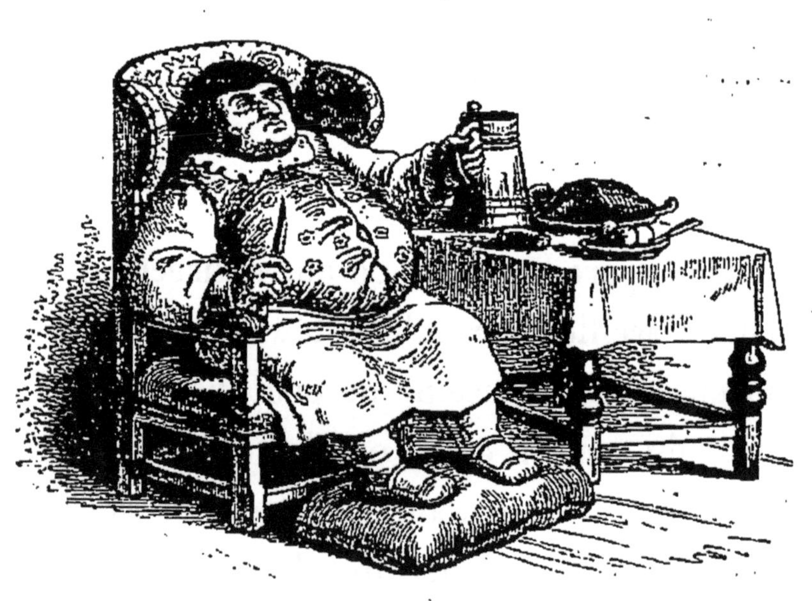

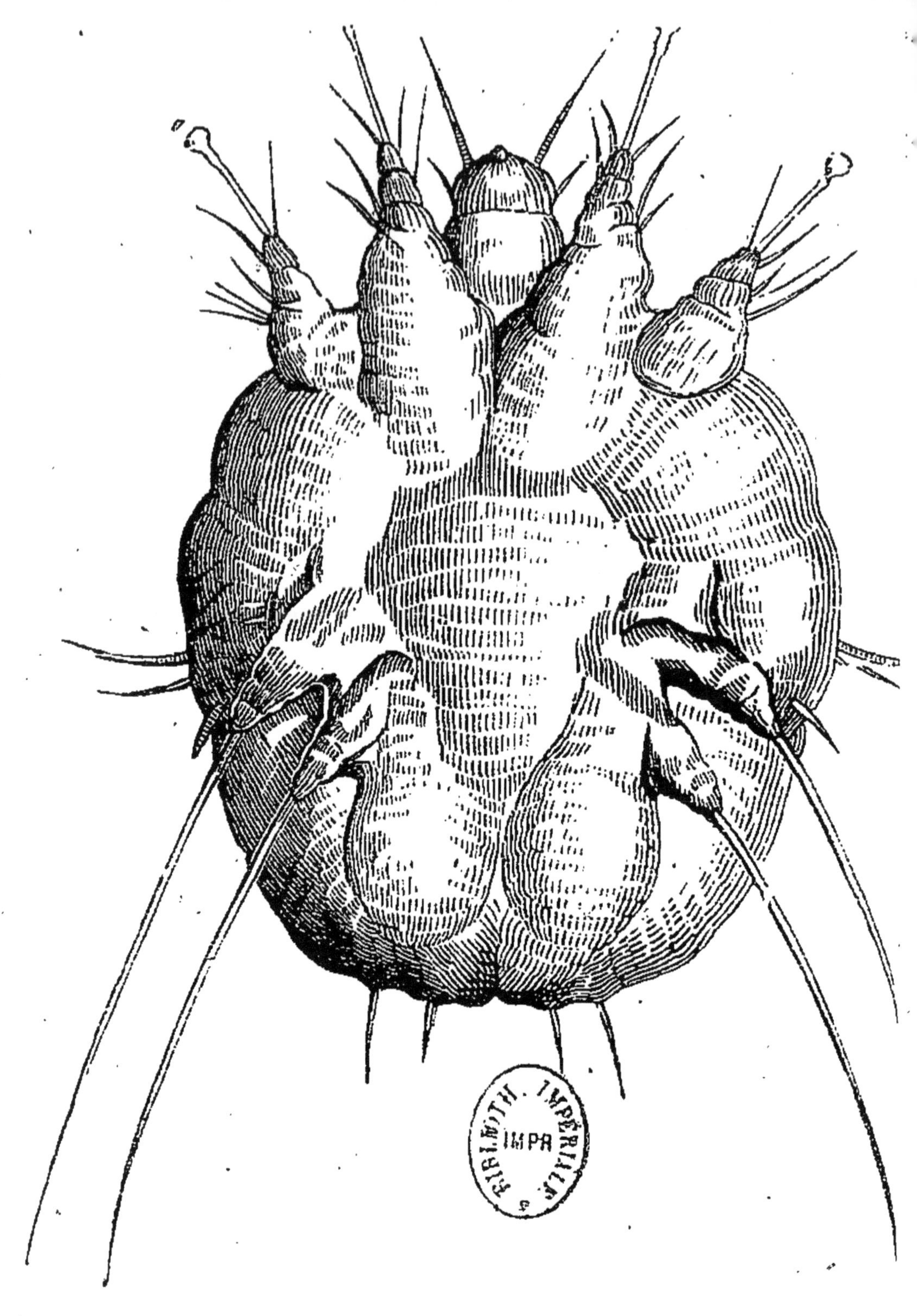

L'acarus de la gale

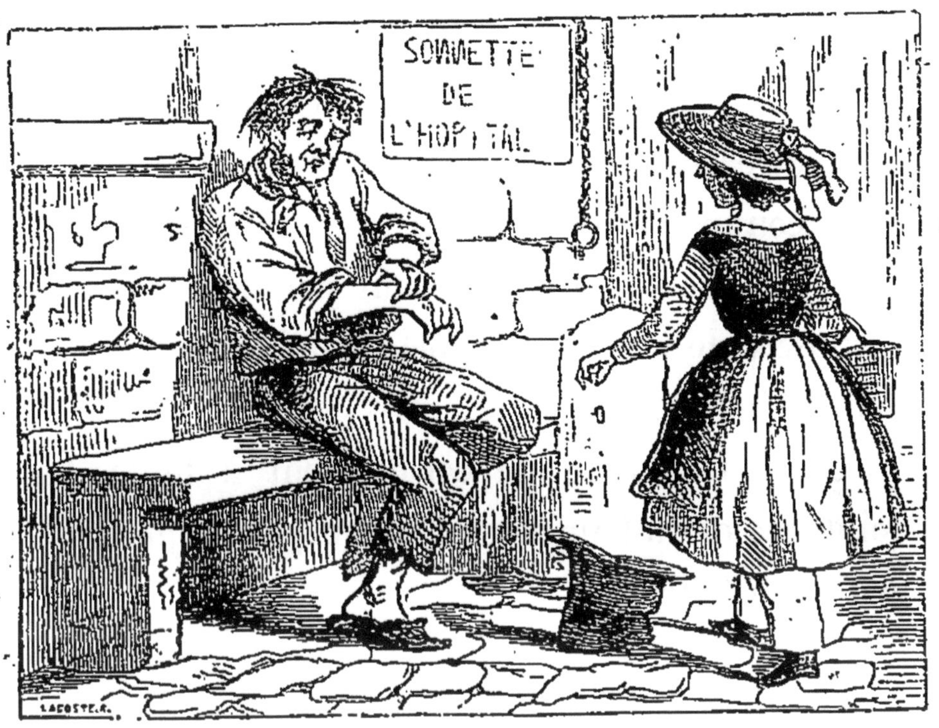

GALE

La gale se gagne; ce qui est fort désagréable.
On l'attrape en serrant la main d'un galeux, en
touchant ce qu'il a touché. On a découvert qu'elle
est produite, dans des conditions de malpropreté,
par un insecte qui ne se voit pas à l'œil nu,
mais dont la forme disgracieuse a été fidèlement
reproduite par la gravure. Nous donnons ici
l'acarus, vu au microscope solaire, et grossi de
près d'un million de fois.

De tous les remèdes, le plus sûr pour ôter la gale est de faire bouillir dans du beurre frais la seconde écorce des jeunes pousses de fusain, bois très connu partout, sinon par son nom, du moins par son fruit, qui vient par quatre baies, disposées de telle sorte que le peuple appelle l'ensemble bonnet-carré.

On se frictionne de cet onguent à toutes les jointures devant un feu vif, et en peu de jours le patient est délivré.

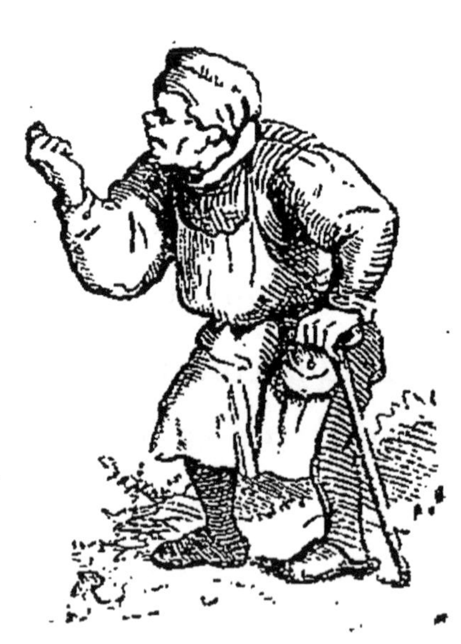

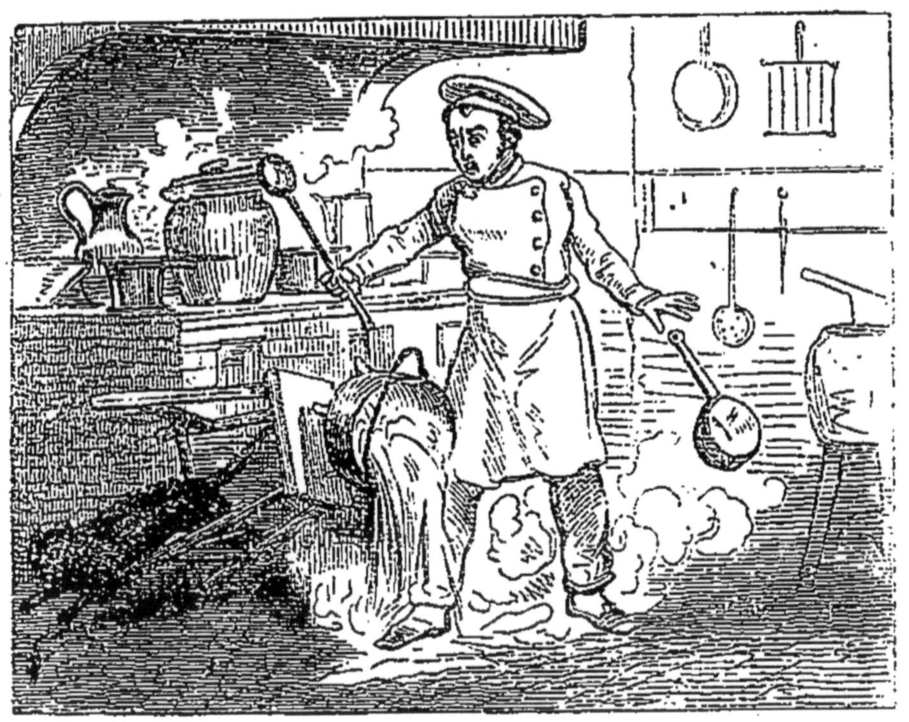

BRULURES

Les compresses d'encre et d'ammoniaque ne
sont pas bonnes, comme on le dit, pour les brû-
lures. Un remède certain, connu à ce qu'il paraît sous Louis XIV, a été retrouvé il y a quelques
années par un pâtissier de Paris qui, s'étant
cruellement brûlé le bras à son four, mit sur la
plaie ardente ce qui lui tomba sous la main. Or
c'était de la gelée de groseille. La douleur se

calma aussitòt, et en peu de jours les horribles traces du mal avaient disparu.

Donc, une compresse de gelée de groseille sur une brûlure, et pour enveloppe un peu de coton cardé maintenu par un linge. Ce remède est éprouvé tous les jours.

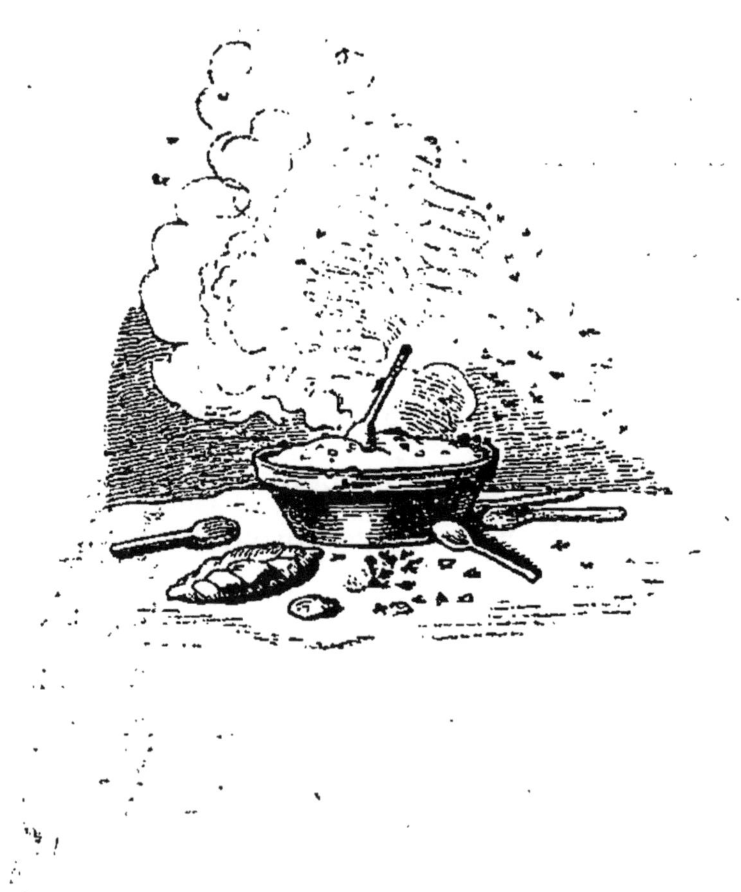

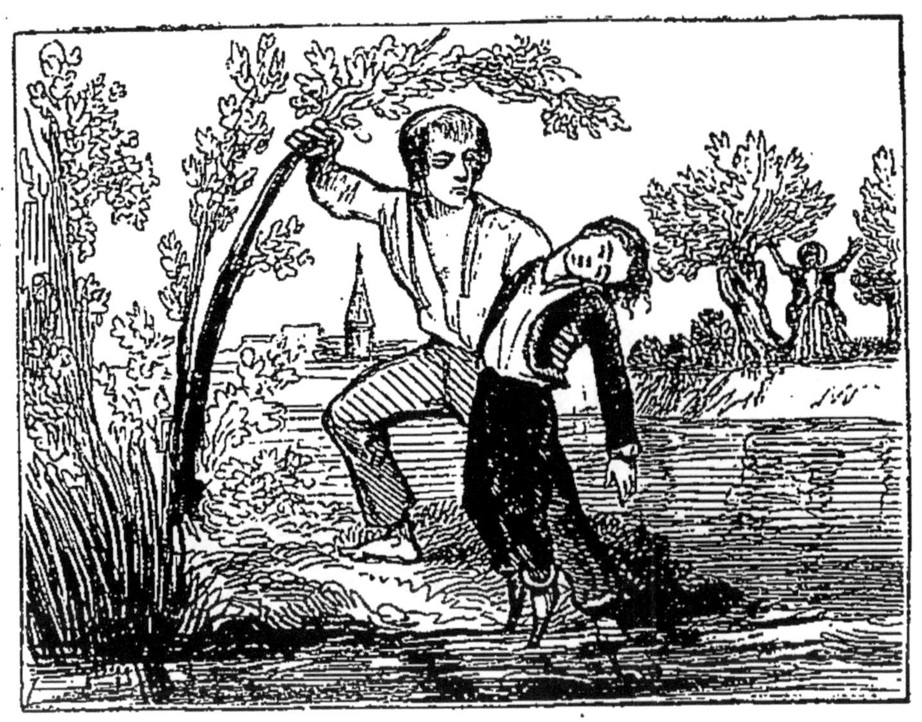

NOYÉS

Aussitôt qu'on a retiré un noyé, il faut le
coucher sur le côté droit, devant un bon feu, et
veiller à ce qu'il ait la tête plus élevée que le
reste du corps. C'est lui donner la mort que lui
mettre la tête plus bas.

On lui frictionne alors l'estomac avec des serviettes chaudes imbibées d'eau-de-vie; on l'enveloppe de chaudes couvertures; on lui insuffle

l'air vital par la bouche et les narines ; quelquefois, par un léger vomitif on le force à dégorger.

Des médecins de campagne ont, parfois aussi, fait pénétrer des fumigations de tabac par les voies inférieures, et cela avec succès.

La plupart des noyés meurent faute de soins ; car on se lasse vite d'espérer. On ignore qu'il faut, avec certains asphyxiés par submersion, huit ou dix heures d'efforts patients et assidus.

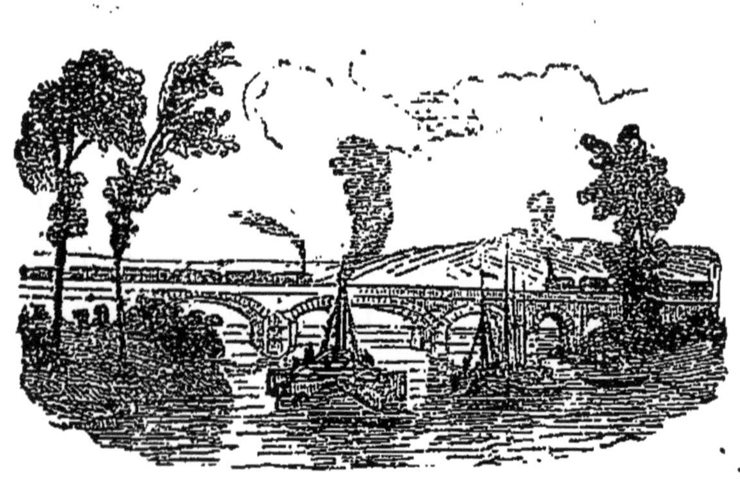

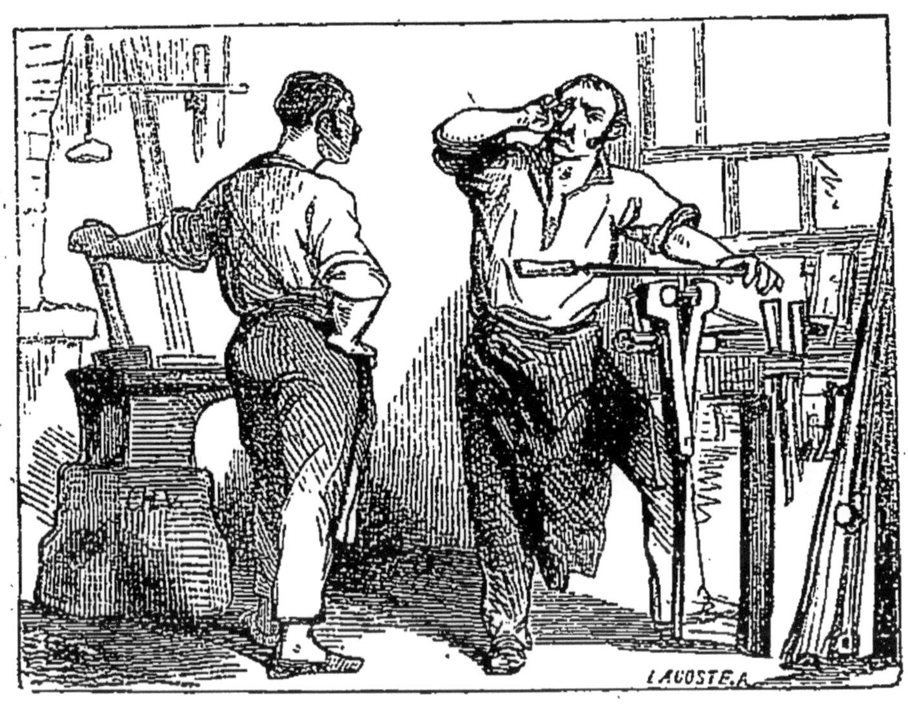

ORDURES DANS LES YEUX.

On retire les ordures entrées dans les yeux, en écartant les paupières, pour y découvrir l'objet étranger, et y introduisant ou le coin d'un linge fin roulé, ou un petit papier roulé pareillement, ou la tête d'une épingle propre et polie.

Si l'ordure est par hasard une limaille de fer, on la retire en lui présentant un morceau d'aimant ou un fer aimanté.

Après l'extraction, il faut laver légèrement
l'œil offensé, avec un peu d'eau fraîche dans la-
quelle on peut mettre quelques gouttes d'eau-de-
vie.

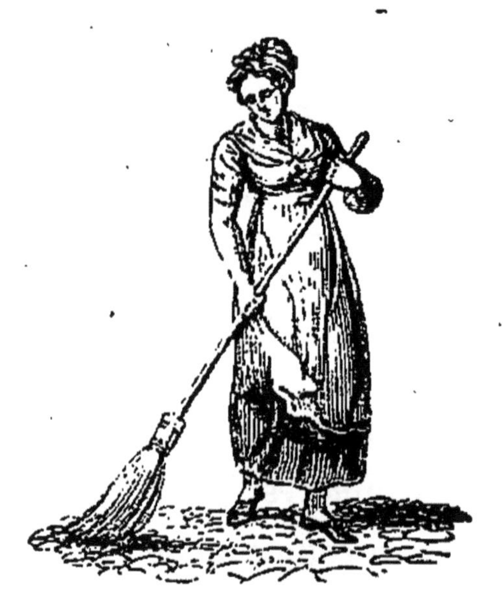

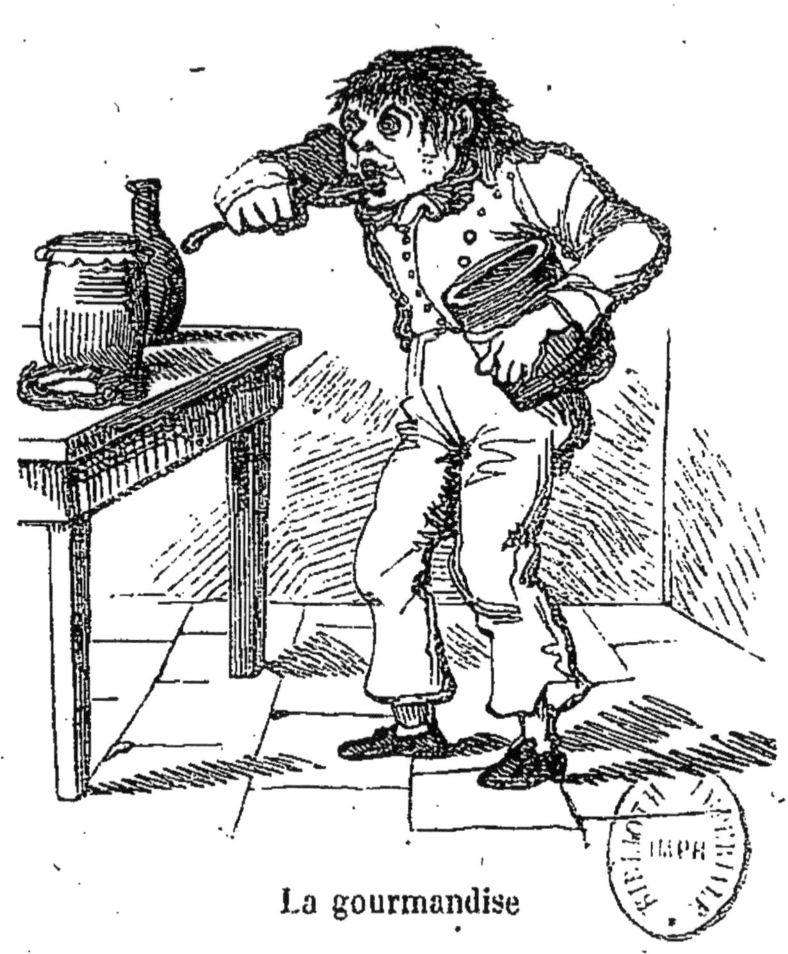

La gourmandise

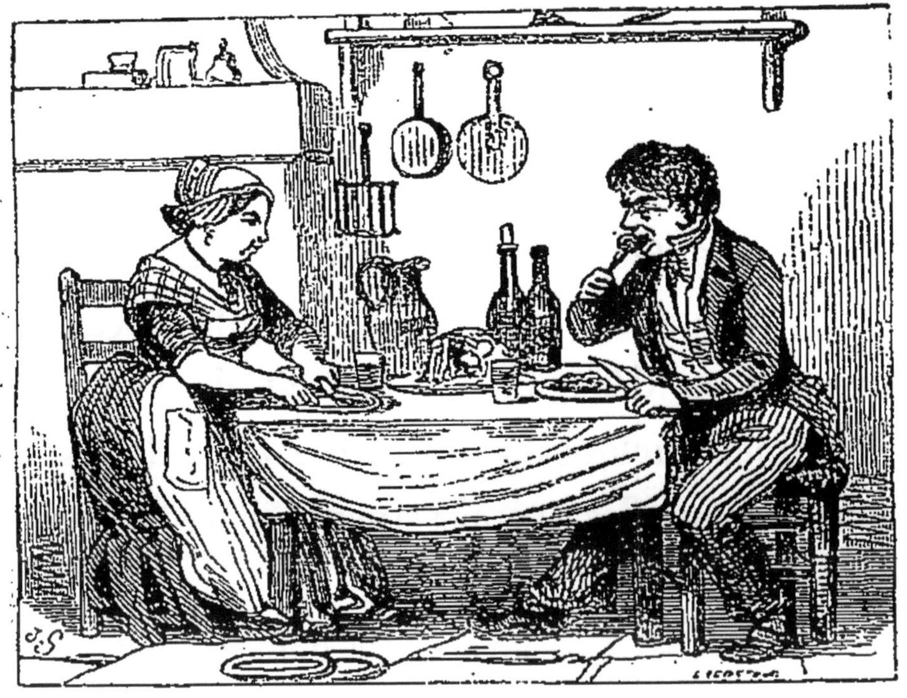

INDIGESTION

L'indigestion est une honteuse maladie, lorsqu'on la doit à la gourmandise, passion qui ravale
l'homme à l'égal de son chien. Mais quelquefois
elle est causée par des aliments dont l'estomac
ne s'accommode pas. On la traite souvent par le
vomissement provoqué, moyen extrême qui cause
à l'estomac des convulsions dont il ressent long-
temps les suites.

Si l'indigestion n'est pas trop violente, on la

calme sans vomir, en buvant par petits coups deux ou trois verres d'eau très sucrée et faisant un peu de diète ou d'abstinence pendant quelque temps.

Si les pesanteurs d'estomac et les maux de tête sont accompagnés de soulèvements de cœur qui exigent un dégagement, on boit de cinq en cinq minutes quelques gorgées d'eau tiède ; au moyen de quoi les vomissements s'accélèrent. Après qu'on est délivré, on boit de l'eau sucrée et on fait diète. Les lavements dans de tels cas sont dangereux.

Soupez peu, si vous craignez les indigestions.

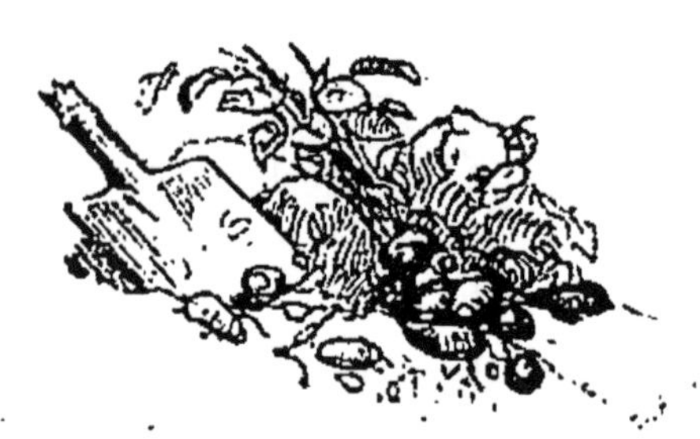

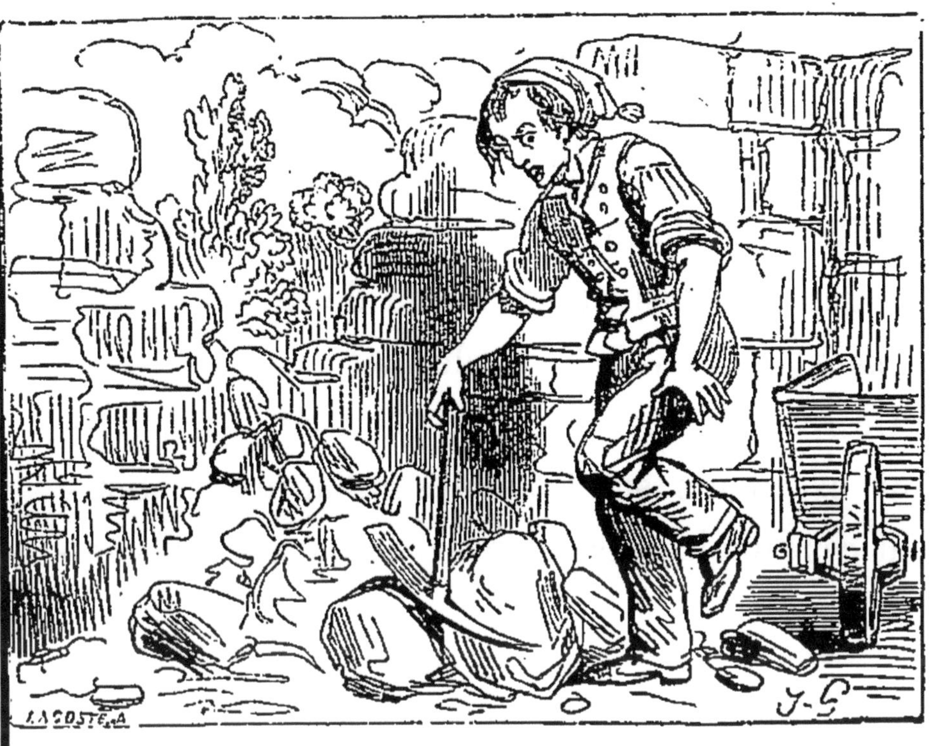

COUPS AUX JAMBES

Les coups aux jambes, les pieds écrasés sont des accidents plus graves que ceux qui atteignent les parties supérieures du corps, parce que les jambes, portant tout l'homme, subissent une fatigue continuelle et que la fatigue accroît toute irritation. Il est donc indispensable de se mettre au lit et d'y rester jusqu'à guérison, ou du moins jusqu'à cessation de souffrance.

Outre les lotions à l'eau salée, on soulage les plaies aux jambes, si elles sont bénignes, avec une application répétée souvent d'omelette à l'oseille. Si l'humeur s'y met, on doit l'attirer par des cataplasmes de farine de lin ou de mie de pain ; — et voir un médecin.

Des cataplasmes de crême souvent renouvelés sont excellents sur les plaies enflammées. Souvent ces cataplasmes ont prévenu ou arrêté la gangrène.

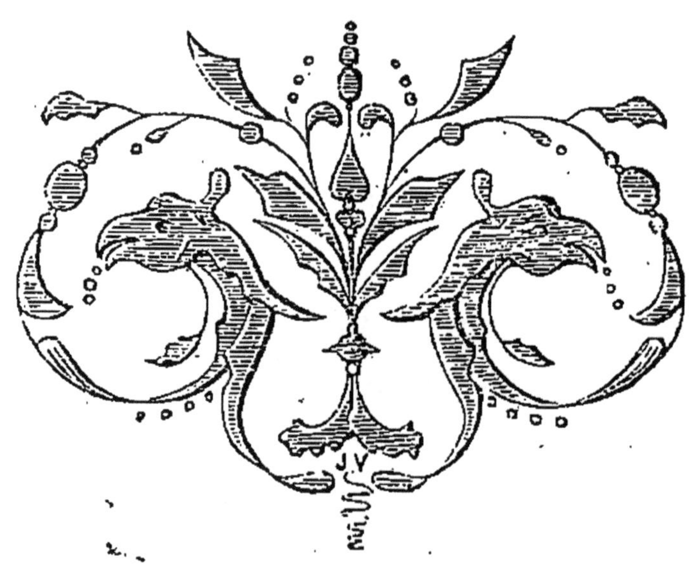

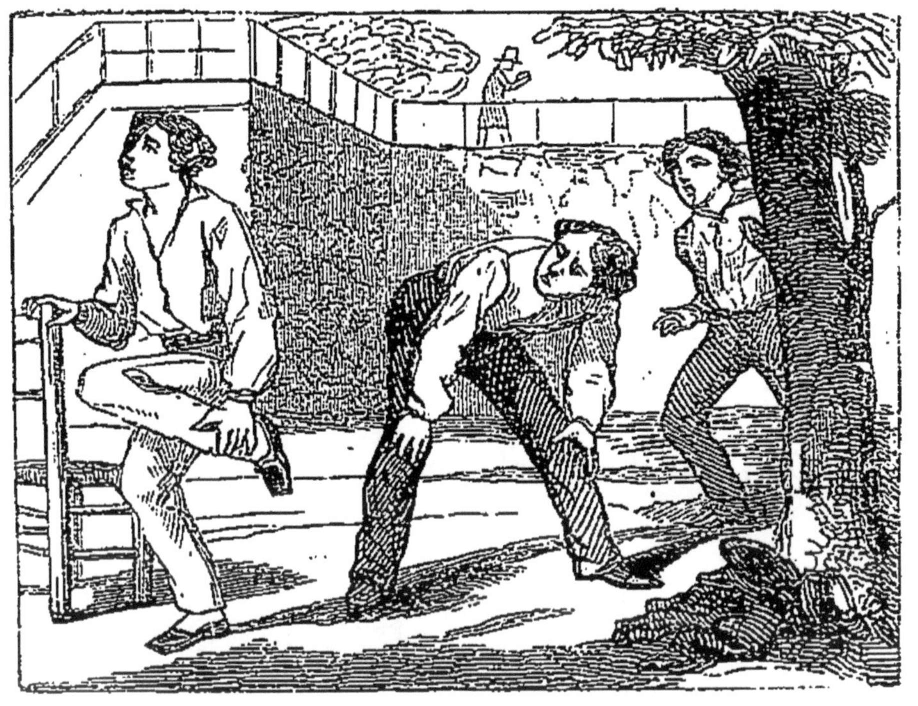

ENTORSE

Aussitôt qu'on s'est donné une entorse, il faut s'arrêter complètement et se garder de marcher. On prévient alors l'enflure en plongeant son pied dans l'eau fraîche et en l'enveloppant assez vite de compresses imbibées d'eau-de-vie camphrée ou d'eau-de-Cologne. Le repos fait le reste.

Si on attrape malheureusement une entorse à la campagne et qu'il faille regagner péniblement

le logis, on court le risque de rapporter un pied enflé et peut-être enflammé. On calme l'inflammation par des cataplasmes de farine de lin ou de mie de pain.

Dans le traitement de tout mal aux jambes ou aux pieds il faut strictement s'abstenir de vin et de spiritueux.

De l'eau-de-vie abstenez-vous toujours.

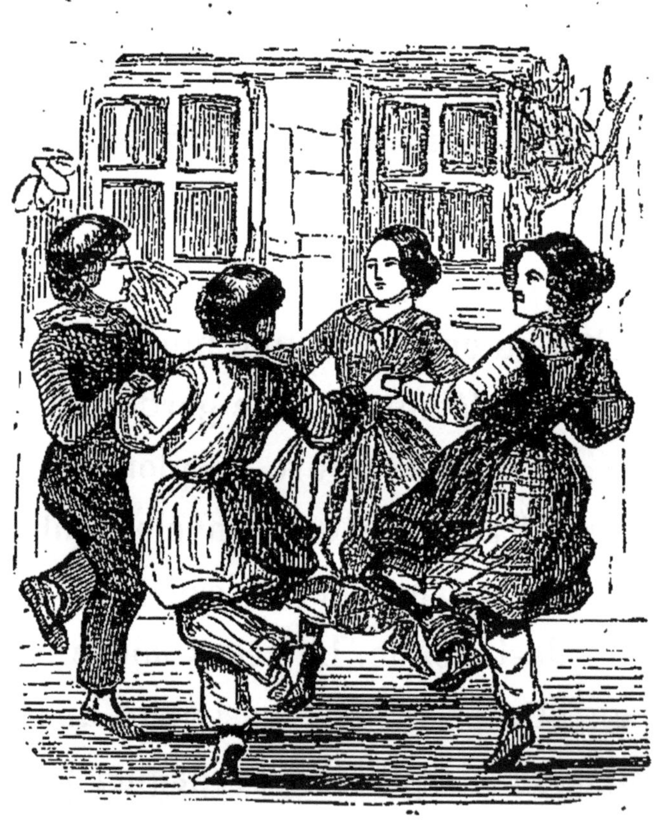

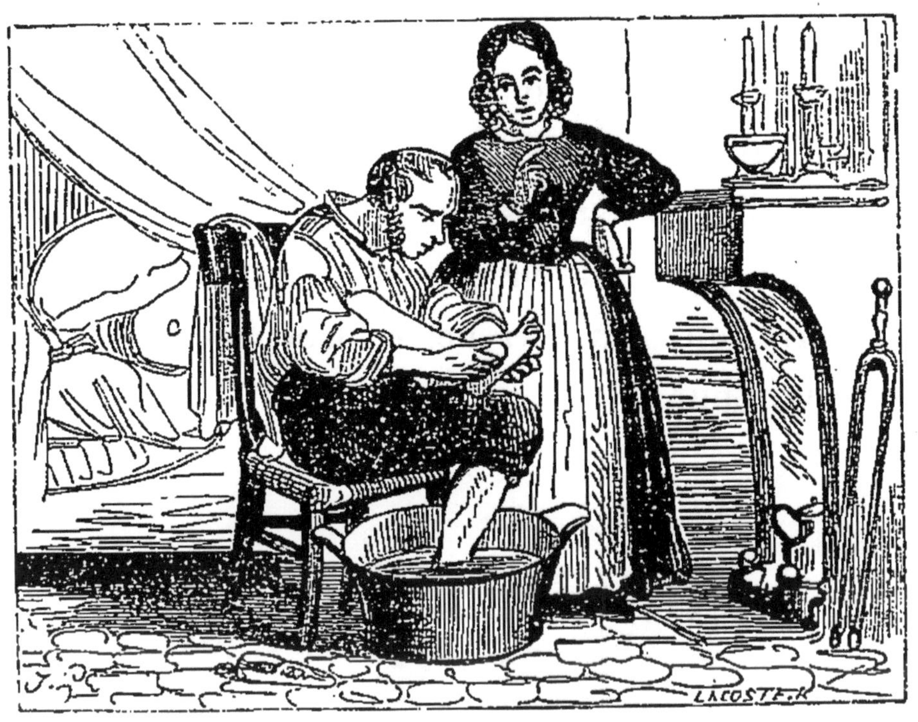

CORS AUX PIEDS

Si on fait tomber les porreaux et les verrues en les lavant fréquemment d'eau salée, on n'est pas si aisément maître des cors aux pieds. La plupart de ceux qui en ont les doivent à leurs chaussures; les femmes, à la ridicule prétention de faire petit pied.

On vend pour guérir les cors bien des onguents et bien des drogues qui ne guérissent rien.

Il y a pourtant un remède bien simple, et qui réussit presque toujours, si on a soin pendant le traitement de loger à l'aise le pied qui souffre : c'est d'appliquer tous les matins et tous les soirs sur le cor, après l'avoir nettoyé et lavé d'un peu de salive, un pain à cacheter blanc, mouillé de vinaigre pur.

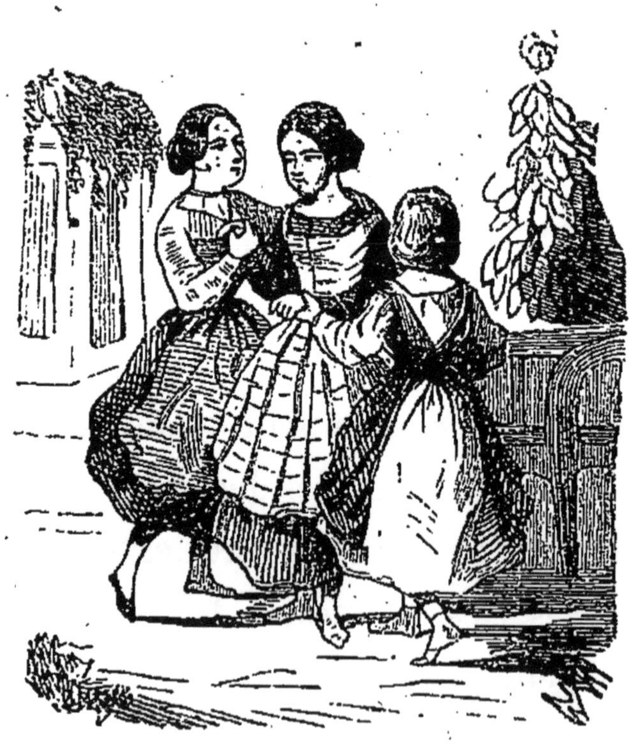

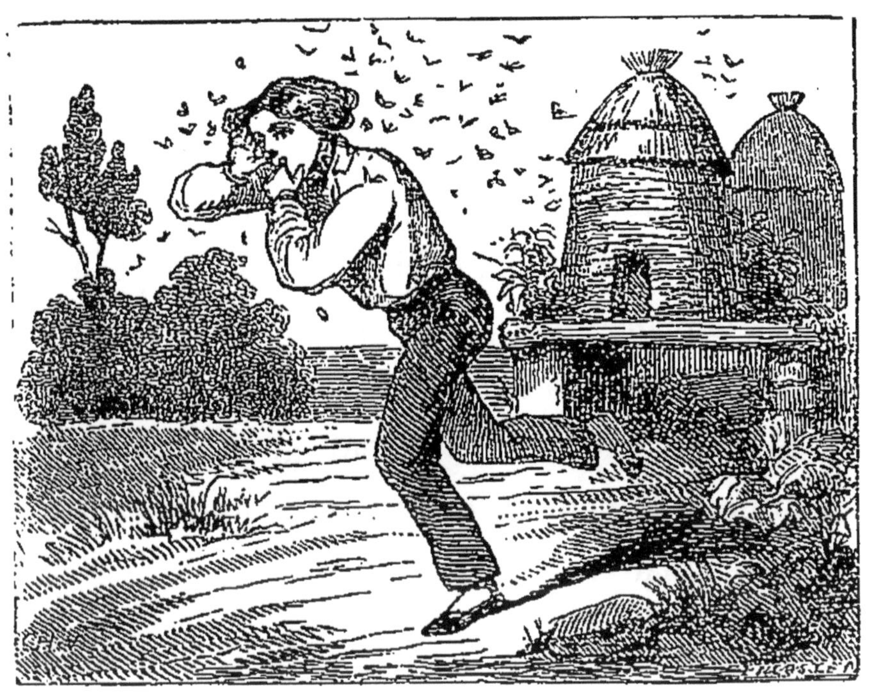

PIQURES D'ABEILLES

Lorqu'on se sent piqué par une abeille ou par une guêpe, si on a la présence d'esprit de ne s'en pas émouvoir et si on laisse à l'insecte le temps de retirer son aiguillon, la piqûre n'est rien, et la douleur se calme avec une friction du doigt mouillé d'un peu de salive.

Mais si l'on chasse l'abeille vivement et qu'elle laisse son aiguillon dans la plaie, il faut le retirer

avec une épingle et laver ensuite la blessure avec
de l'eau salée et vinaigrée, et mieux avec de
l'alcali volatil pur.

Quelquefois on est piqué par une guêpe qui
vient de quitter quelque charogne ou corps infect.
Alors la plaie, toute petite qu'elle est, est dange-
reuse, si on ne la brûle pas avec l'alcali volatil.

Mais les piqûres n'arrivent guère que par le
trouble et la peur qu'on se fait : comme beaucoup
d'autres maux.

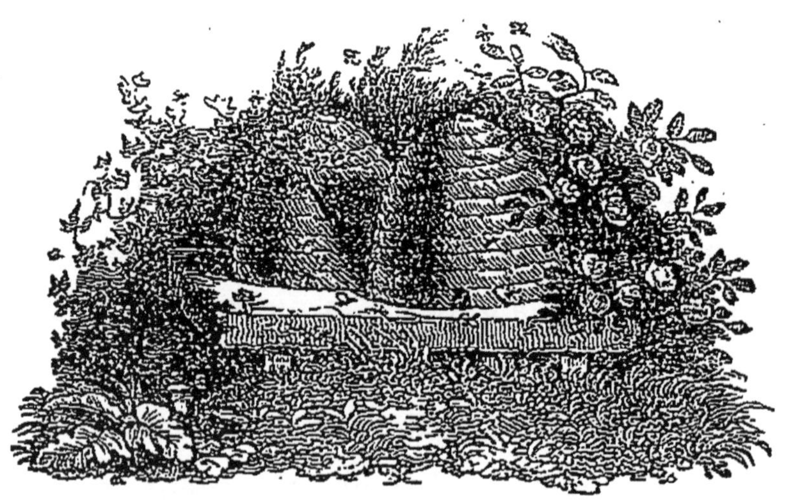

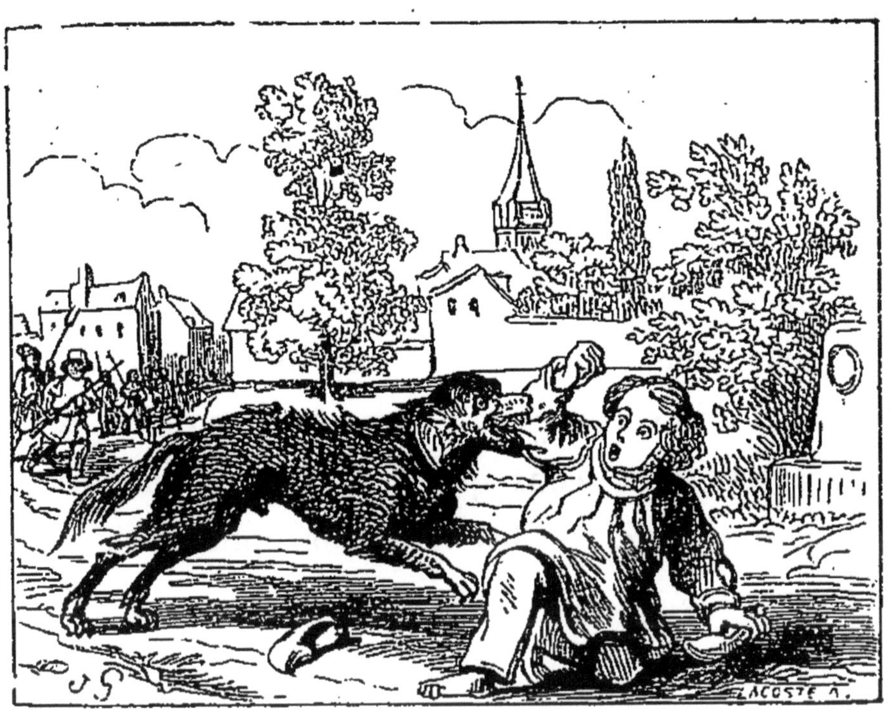

MORSURE DE CHIEN ENRAGE

Celui qui est mordu par un chien enragé n'a qu'une ressource, disent les médecins de nos jours, c'est de cautériser la plaie avec un fer rougi au feu.

Un médecin italien a guéri récemment des malades mordus, en leur faisant boire un verre de vinaigre. Mais la sûreté de ce moyen n'est pas encore établie.

Les départements du nord et de l'ouest de la France emploient toujours le procédé qui toujours a réussi à nos pères : il vont dans un cas si triste à Saint-Hubert. Les philosophes rient de ce pélerinage, qui les étonne ; mais un des leurs, mordu sous l'Empire par une louve enragée, y alla et s'en revint guéri, comme reviennent, *sans exception*, tous ceux qui y vont. C'est là un fait toujours actuel, et les faits sont plus forts que les raisons.

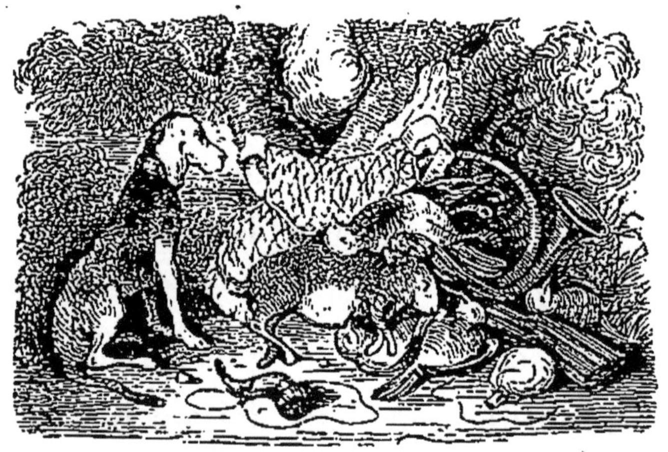

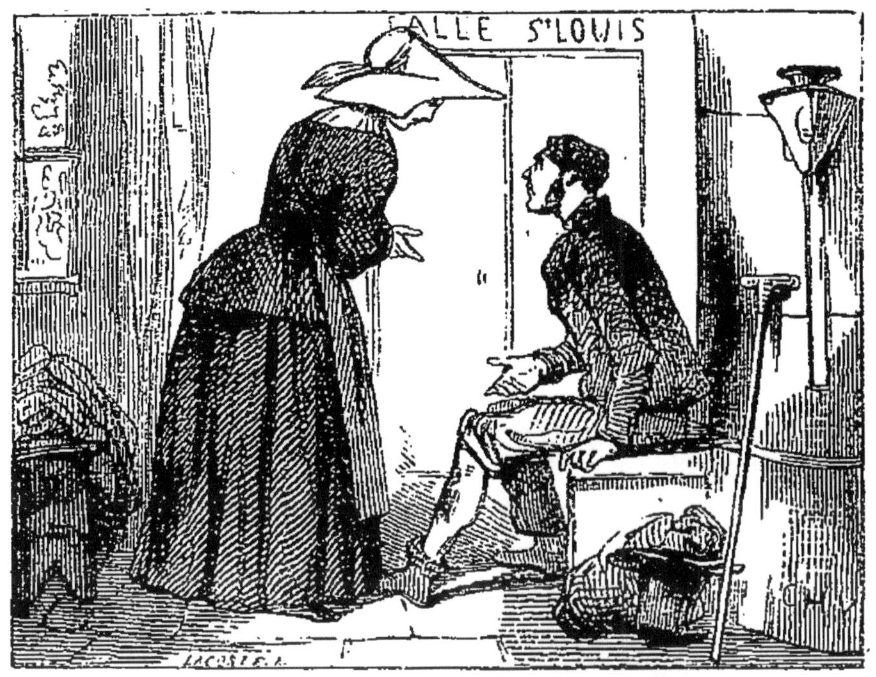

DARTRES A LA PEAU

Les dartres à la peau, lorsqu'elles sont invétérées, se guérissent difficilement, même par les ressources de la médecine pratique la plus habile. Mais on peut s'en délivrer à leur début, — 1º en prenant des breuvages dépuratifs, comme limonades, thés, herbes amères; en mangeant du cresson et d'autres plantes qui nettoient le sang; — 2º en lavant les dartres et les maintenant, au moins la nuit, sous des compresses de houblon bouilli dans un léger bouillon de veau.

L'usage de la bière en potions et en lotions est très bon contre les dartres, si cette bière est bien cuite, amère, houblonnée, peu acide et point mousseuse.

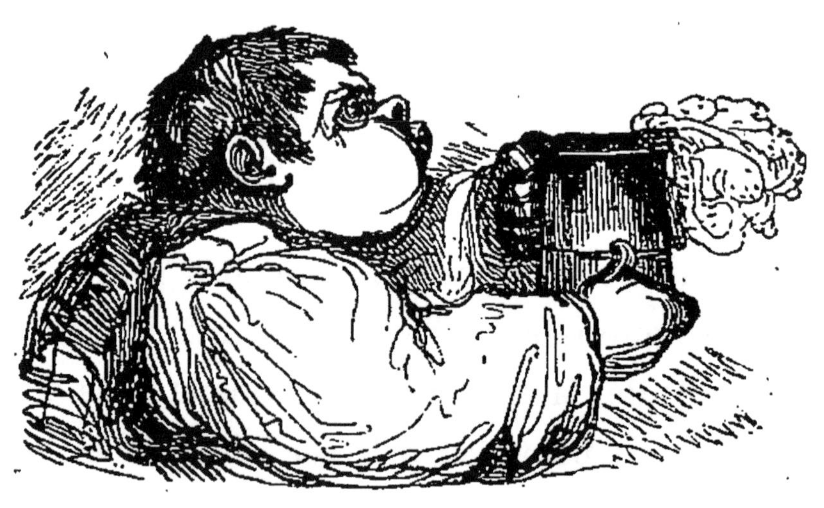

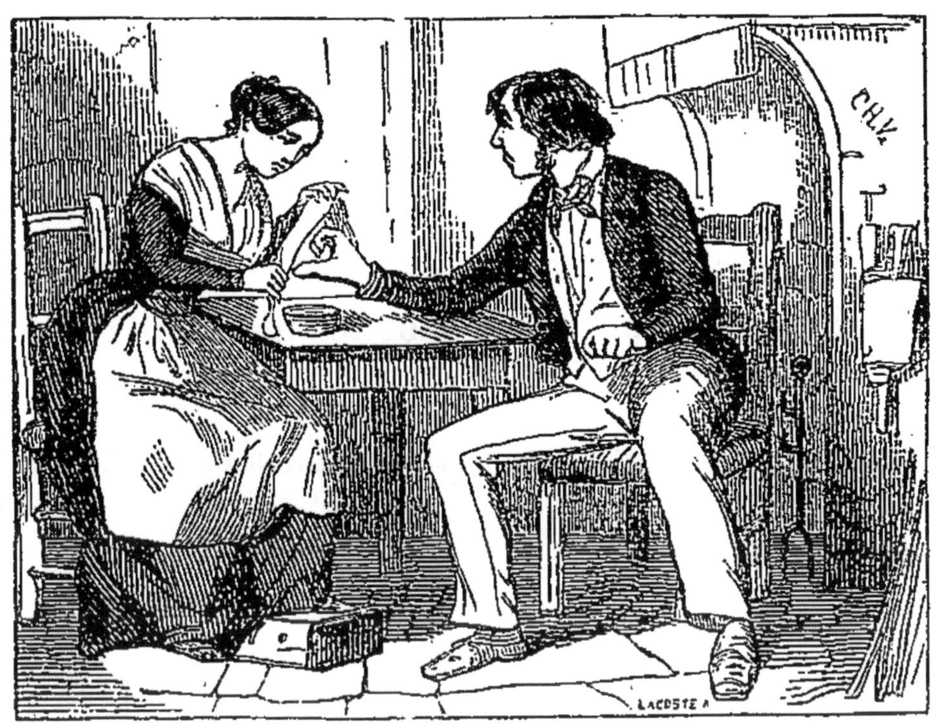

PANARIS

Contre les panaris ou maux d'aventures ou emploie quelquefois les emplâtres de poix de Bourgogne, qui ne guérissent pas ; et il faut recourir au chirurgien, qui, n'opérant que quand le mal est mûr, arrive quelquefois aussi lorsque l'os voisin est atteint de carie, d'où suit la perte d'un doigt.

Sonnini, l'un des continuateurs de Buffon,

donne contre le panaris un remède éprouvé, qui est très simple, et qui était employé par M. Récamier. Lorsque le panaris blanchit un peu, on plonge le doigt dans un œuf, le plus frais pondu qu'on puisse avoir, encore chaud, si c'est possible. Le feu qui est dans le mal cuit l'œuf. On retire le doigt au bout de trois minutes ; on le replonge dans un autre ; et le panaris crevé ne demande plus que des lotions adoucissantes.

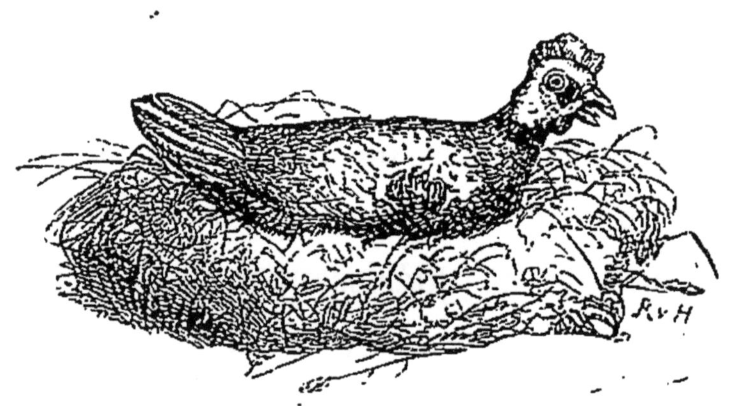

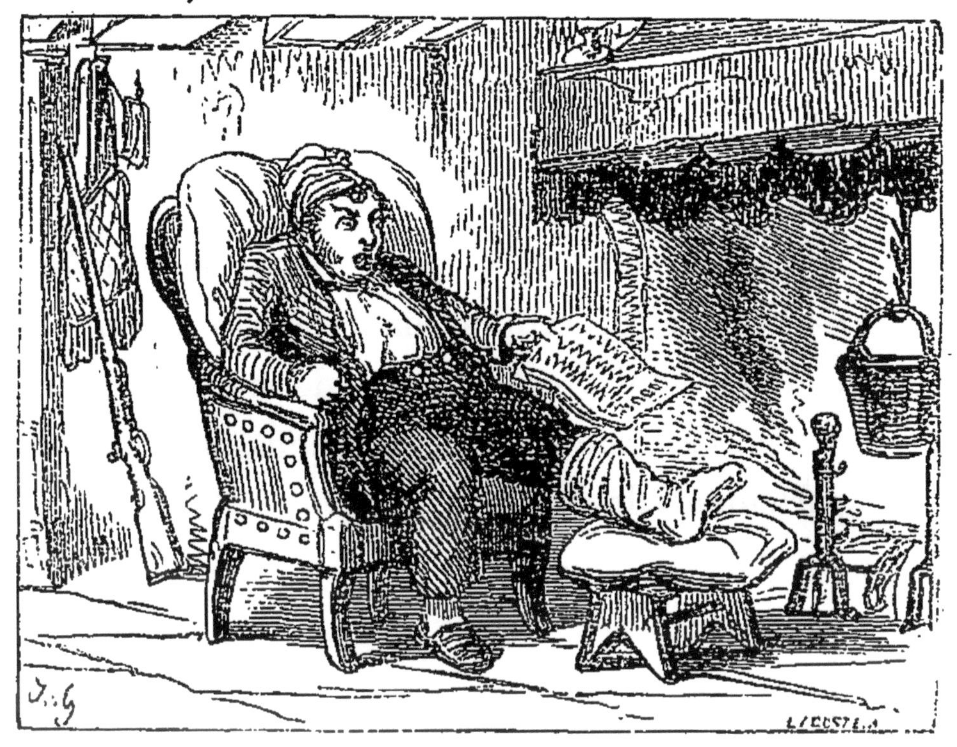

LA GOUTTE

La goutte, lorsqu'elle n'est pas héréditaire, vient souvent d'anciens excès ou de quelque sueur arrêtée.

Les chasseurs, qui passent si aisément du froid au chaud et du chaud au froid pour un vain plaisir, ont fréquemment la goutte dans leur vieillesse. Ils croient la prévenir par le mouvement; mais si le mouvement modéré et habituel la fait fuir, le mouvement violent suivi d'inaction n'a pas le même résultat.

On la calme, dit-on, avec des cataplasmes de feuilles de tabac vert, que l'on fait bouillir dans de l'eau salée, comme on repousse les rhumatismes avec des cataplasmes de feuilles de chou rouge. Ces choux sont communs dans nos départements du Nord.

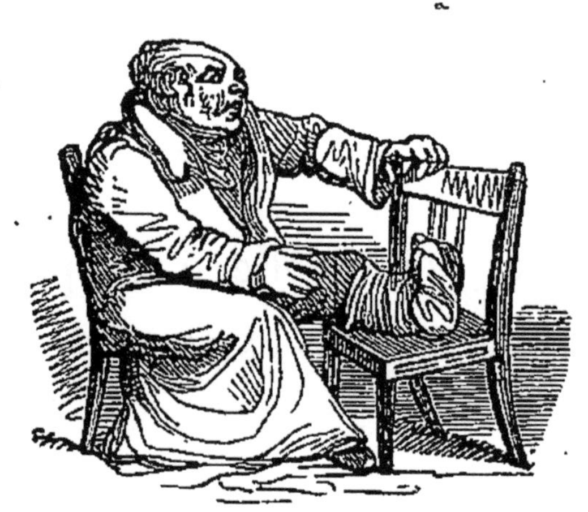

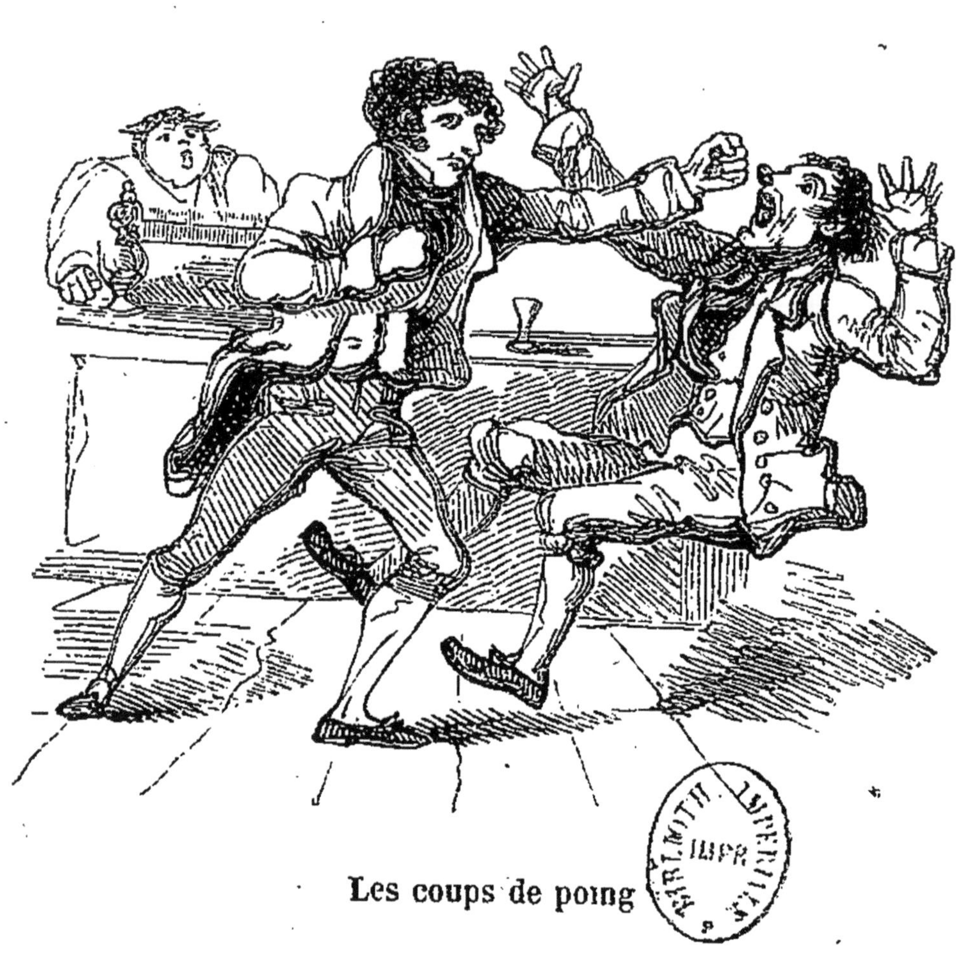

Les coups de poing

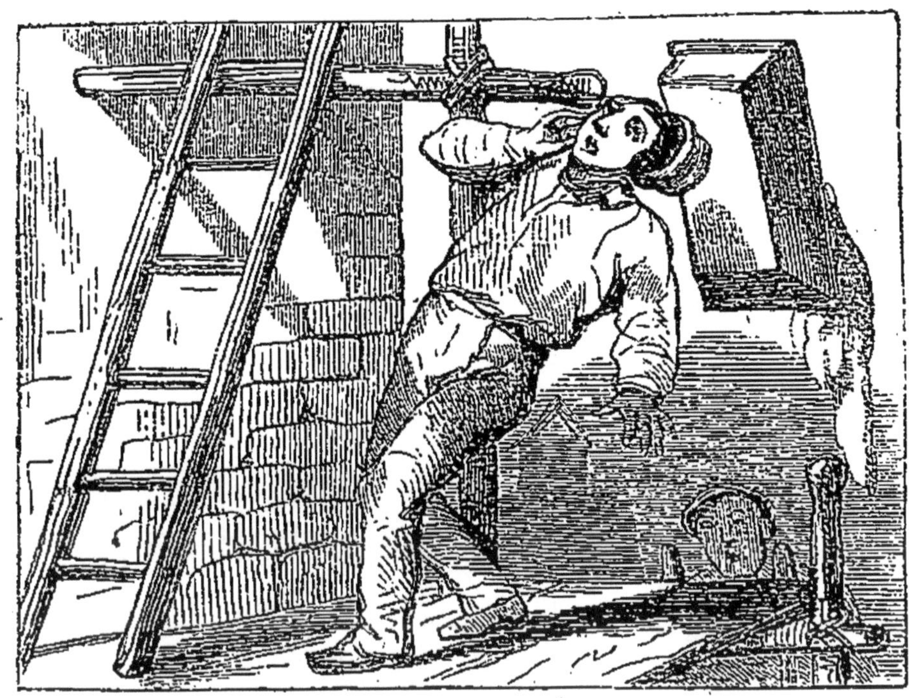

COUPS IMPRÉVUS

Celui qui se heurte contre un corps dur ou qui en est heurté violemment, celui qui reçoit à la tête ou ailleurs une tuile, une pierre, un coup de bâton, doit boire sur-le-champ un verre d'eau fraîche.

S'il n'y a qu'une bosse sans extravasion de sang, on la repousse par une pression douce.

Si le sang extravasé rend la place livide, bleue, noire, on la lave avec de l'eau salée, puis on ait boire au patient du vulnéraire ou du thé.

Si la plaie saigne, on fait la même chose.

S'il y a douleur sourde interne, ailleurs qu'à l'endroit blessé ou meurtri, il faut consulter le médecin.

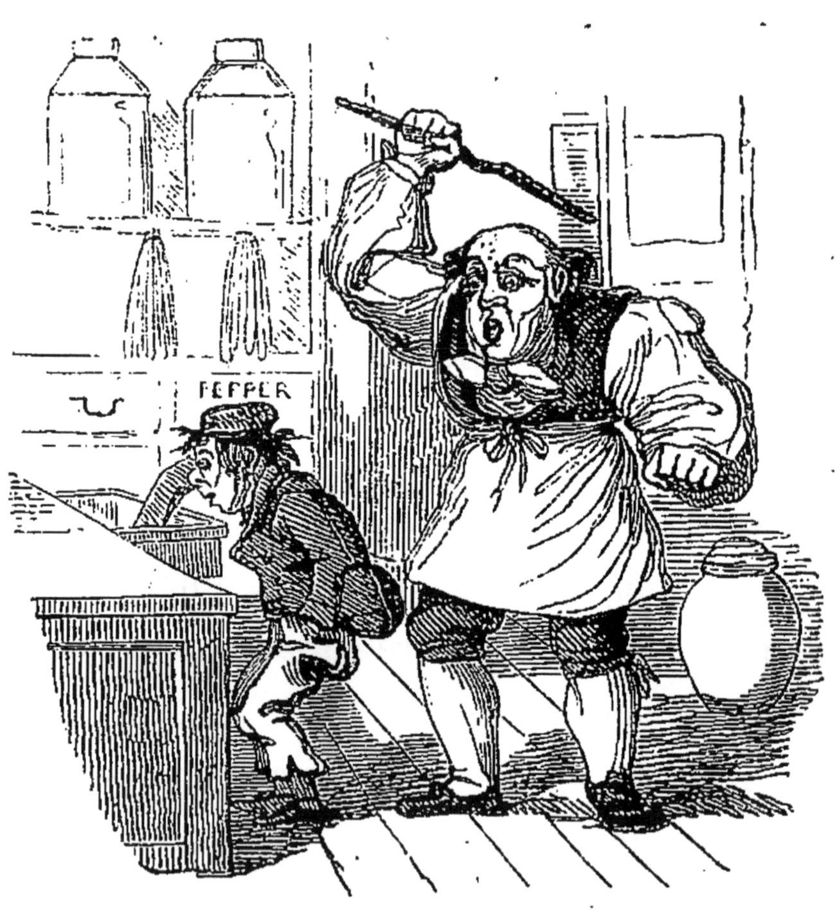

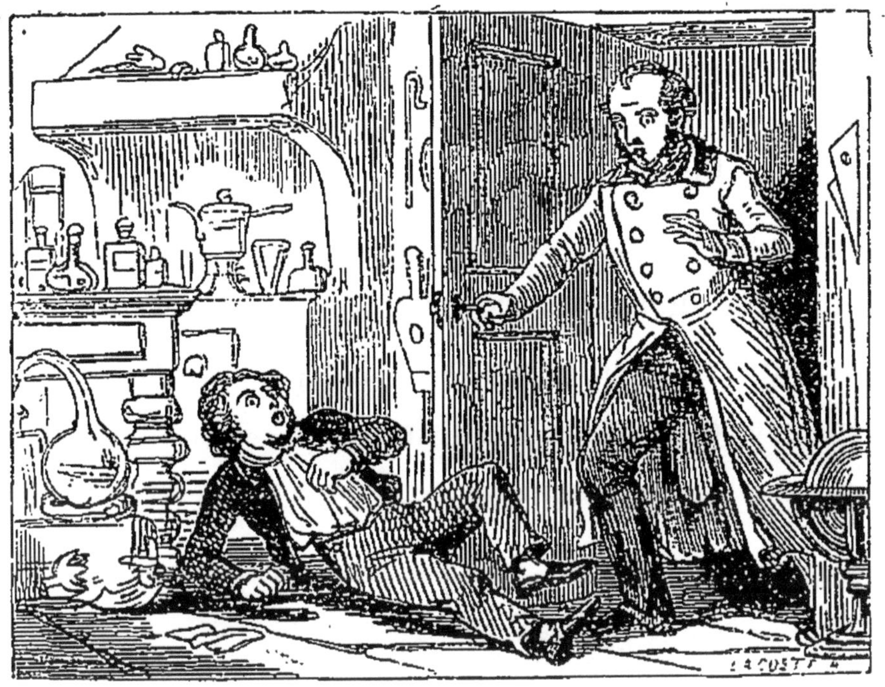

COLIQUES

Les anciens faisaient infuser, contre la colique, des noyaux de néfles dans du vin blanc calmé, qu'ils buvaient. Ce doit être un astrigent.

Si les coliques sont produites par l'échauffement, on les calme avec des lavements, qu'il est toujours convenable de ne prendre que quand l'estomac est parfaitement libre et non quand il est occupé, car alors on arrête la digestion.

Si elles sont amenées par des aliments froids et lourds, par des fruits indigestes ou des légumes mal préparés, par les pieds mouillés dans la pluie, on les apaise avec du vin sucré chaud.

Des serviettes chauffées, appliquées sur le ventre, adoucissent ordinairement aussi ces douleurs, qui n'attaquent guère les personnes de vie réglée, et d'humeur paisible.

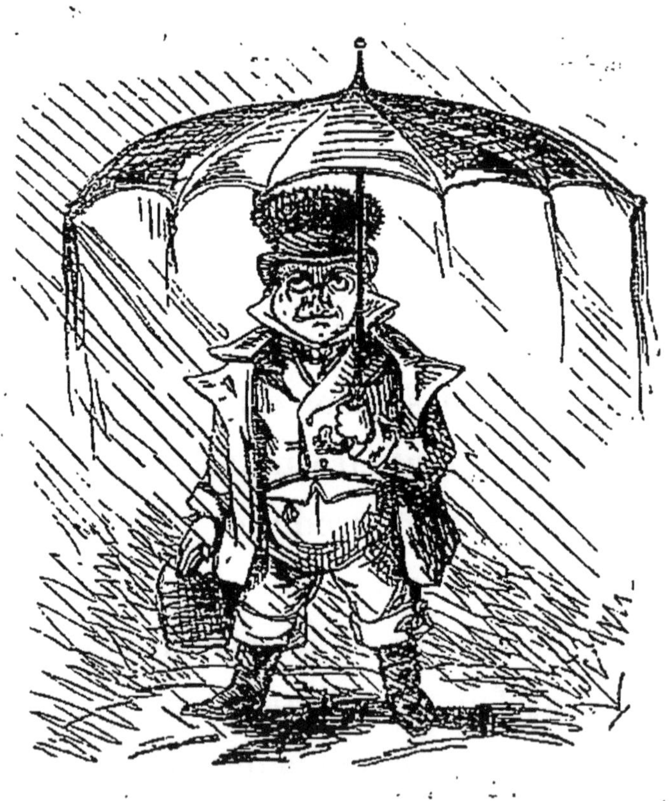

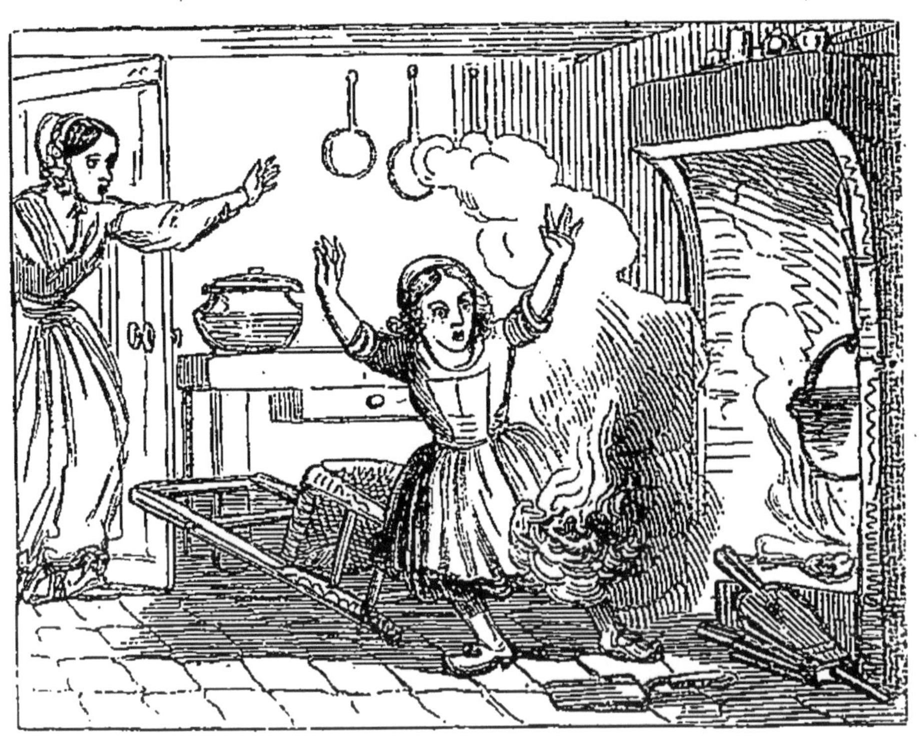

ENFANT ATTEINT PAR LE FEU

Aussitôt que le feu prend aux vêtements ou aux cheveux d'un enfant qui a eu l'imprudence de ne passe défier du feu, il n'y a qu'un remède efficace. C'est d'envelopper rapidement l'enfant dans une couverture, un manteau, un drap, un châle, un tapis ; en un mot dans le premier morceau d'étoffe qu'on a sous la main. S'il y a un lit dans la chambre, ouvrez-le vivement et entassez-y l'enfant. Le feu étouffé s'éteint à la minute.

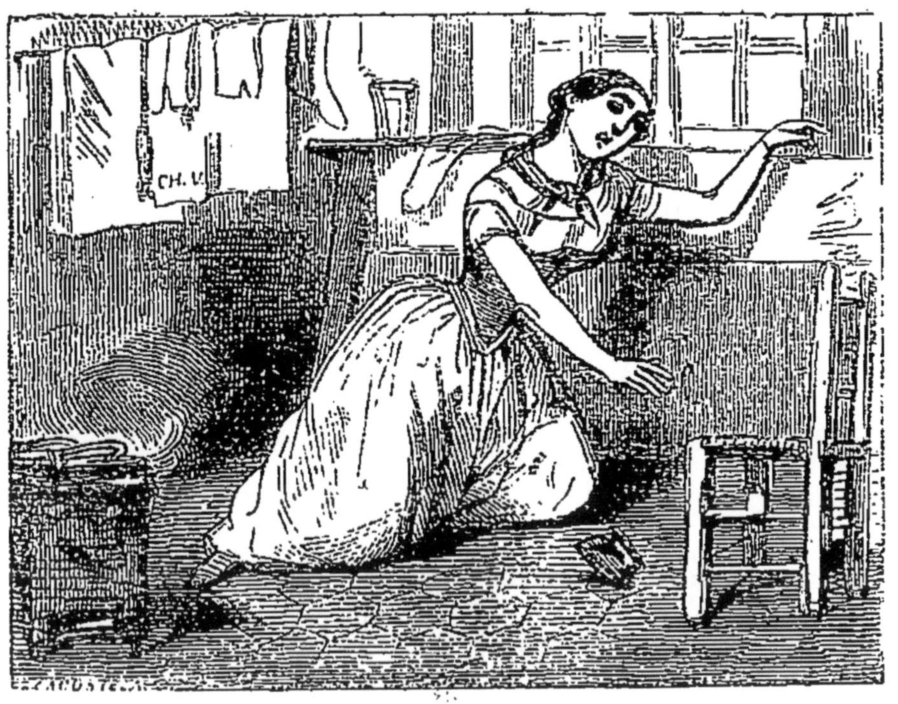

ASPHYXIE

Le traitement d'une personne asphyxiée par le charbon ou les vapeurs délétères exige aussi des soins minutieux et persévérants. Il faut exposer le malade à l'air pur et plein, lui tenir la tête élevée, lui insuffler de l'air vital par une bouche saine et fraîche dans la bouche et dans le nez, lui faire avaler de l'eau légèrement vinaigrée, lui frictionner l'estomac avec une serviette fortement imbibée d'eau-de-vie camphrée ou d'eau-de-Cologne, lui brosser rudement le corps, et ne pas se lasser, car de ce sommeil de mort on ne se réveille ni facilement ni vite.

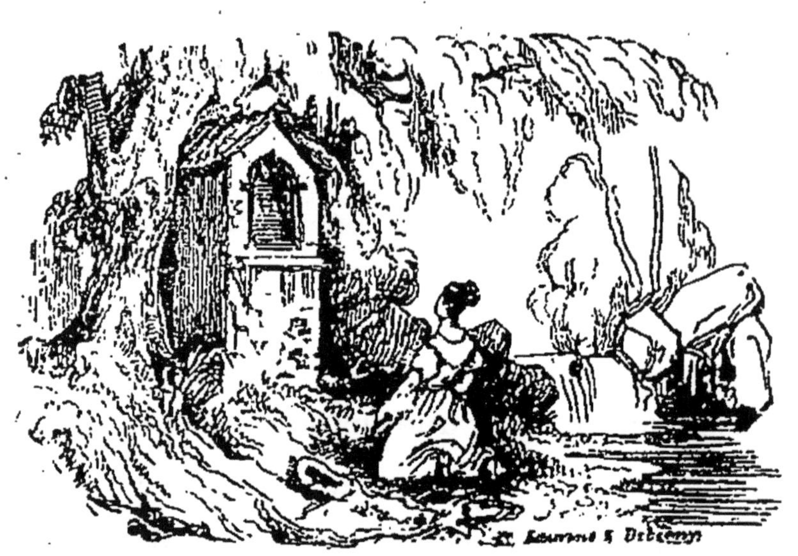

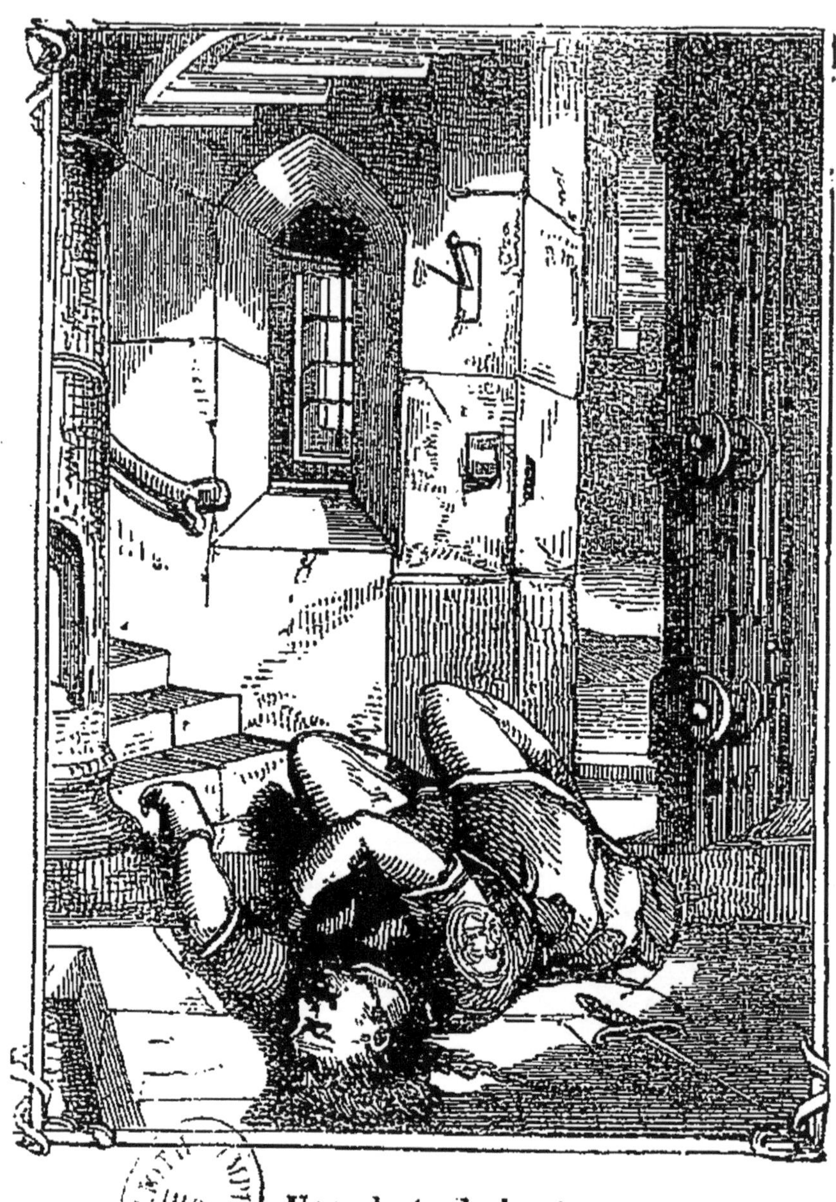

Une chute de haut

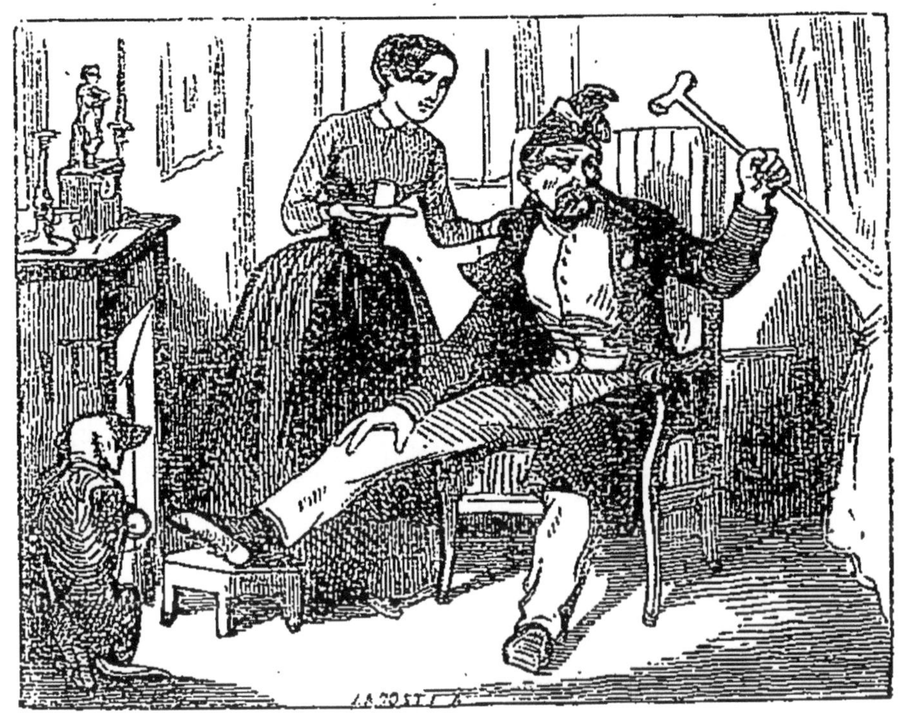

CHUTES

Pour une chute, on se traite comme dans les coups imprévus. On lave les places lésées, on boit du vulnéraire ou du thé; et si la chute a été lourde, on fait sagement de se mettre au lit ou dans un fauteuil, de manière à remettre ses sens par le repos.

Alors on se rend compte de ce qu'on éprouve; et, puisque l'empereur Tibère a dit qu'à l'âge de

vingt-cinq ans tout homme qui réfléchit doit être
son médecin, ce qui est un peu absolu, on sent si
l'on a dans le corps quelque dérangement qui
exige la présence et les secours d'un médecin vé-
ritable.

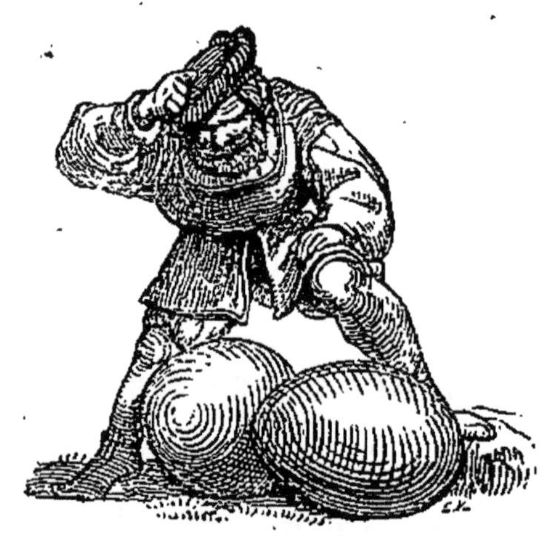

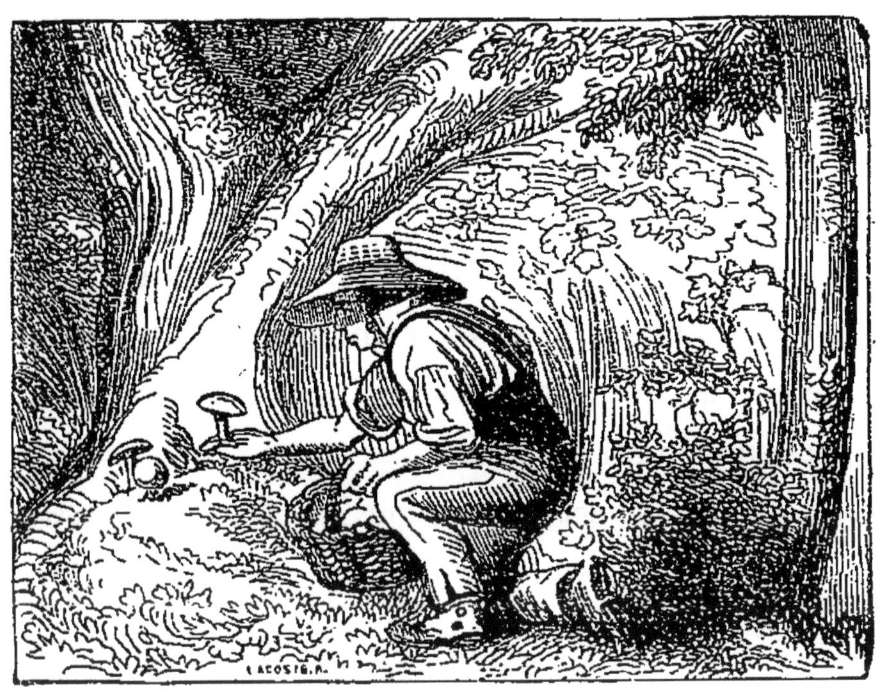

CHAMPIGNONS

En dépit des accidents affreux que causent les champignons, dont quelques espèces sont si dangereuses, on voit toujours des gourmets aller cueillir dans les bois ces plantes douteuses et se hasarder à les manger. Lorsqu'ils sont vénéneux, on a beaucoup de peine à paralyser l'empoisonnement. On n'y parvient que par les vomitifs, et on ne réussit pas toujours.

On vous dira qu'un oignon blanc cuit avec les champignons dénonce, en perdant sa blancheur, leur qualité mauvaise ; cet indice n'est pas toujours sûr.

Les Cosaques mangent toute espèce de champignons, mais après les avoir fait bouillir dans une eau qu'ils jettent. Reste à savoir si nos estomacs sont aussi solides.

Le plus sûr est de manger les deux seules espèces de champignons cultivés qui sont admis à Paris, et que l'on a toujours reconnus exempts de danger.

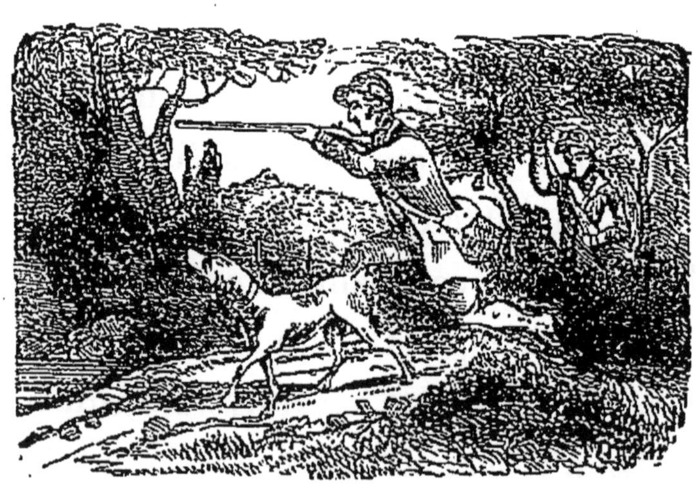

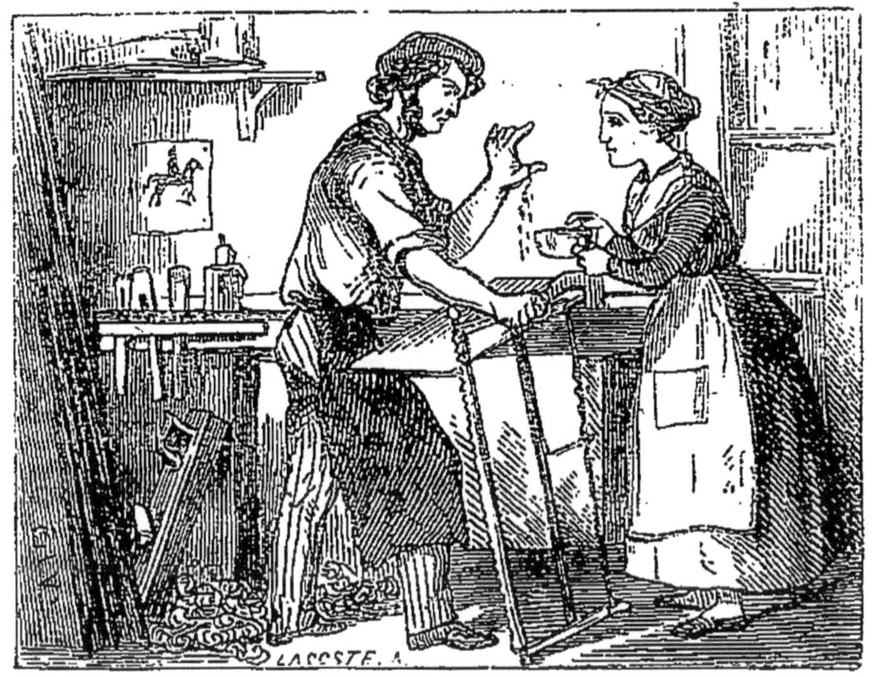

COUPURES

Si vous vous êtes coupé avec un instrument tranchant qui soit pur, c'est-à-dire exempt de rouille, de vieille graisse ou d'autres ordures, le plus sûr moyen est de serrer immédiatement la plaie, de manière qu'elle ne saigne pas. Si elle est petite, vous la couvrez d'un pain à cacheter mouillé ou d'un peu de pâte non levée. L'air ainsi n'y pénétrant pas, elle est guérie le lendemain.

Si la plaie est assez grande, couvrez-la de pâte pareillement et enveloppez-la ; elle se recolle et se reprend. Si l'instrument est sale ou si on s'est coupé avec une scie, il faut laver la plaie à l'eau fraîche, en rapprocher ensuite les bords, couvrir le tout de toile d'araignée pour arrêter le sang, envelopper dans un linge et rester tranquille.

Après des blessures qui ont produit de l'émotion ou quelque douleur vive, il ne faut boire que de l'eau, demeurer dans le calme et laisser en repos la partie blessée.

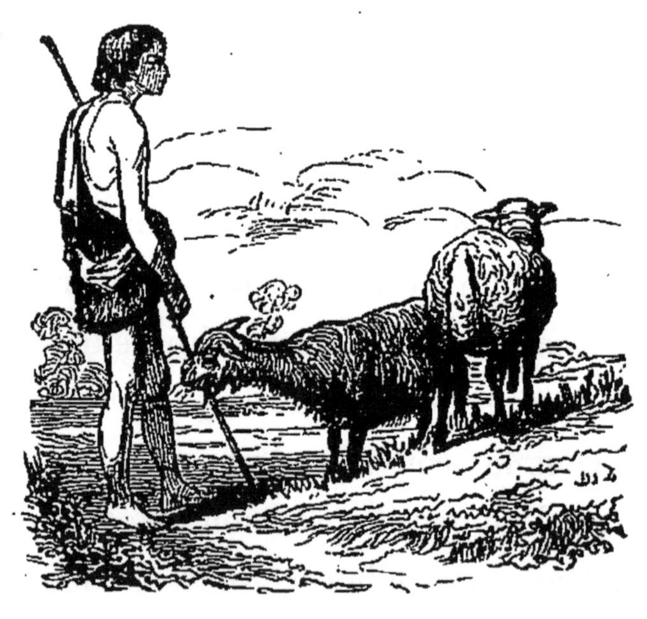

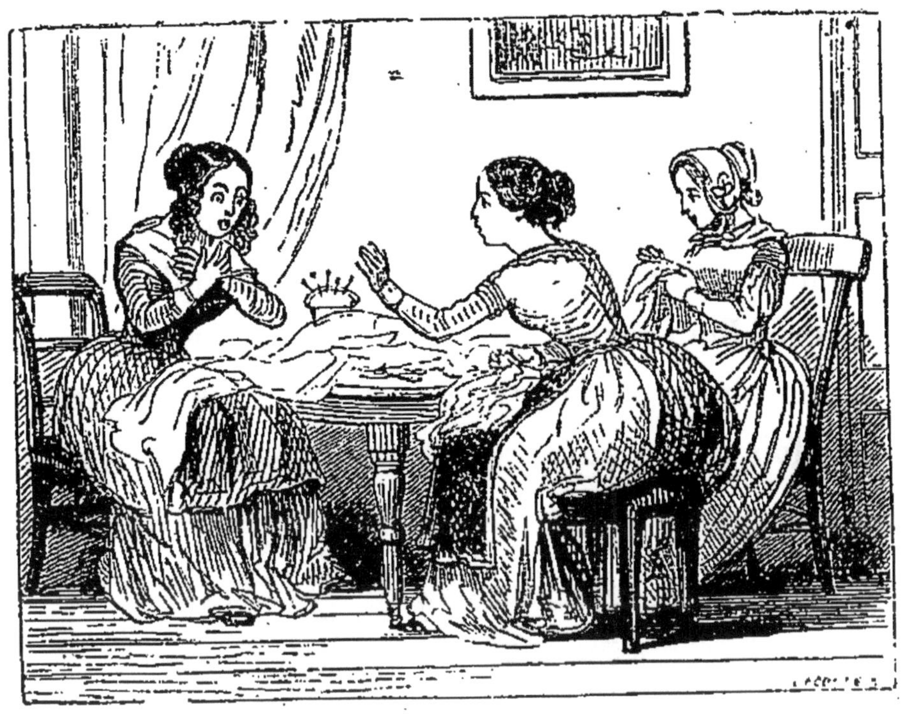

PIQURES D'AIGUILLES

Le meilleur moyen de guérir sur-le-champ
une piqûre d'aiguille ou d'épingle n'est pas,
comme on le fait ordinairement, de presser la
blessure pour la faire saigner. On ôte la douleur
au contraire, et la piqûre n'est rien, si on l'em-
pêche de saigner. Mais lorsqu'une écharde ou
petit éclat de bois est entré dans le doigt ou ailleurs, il faut le retirer d'abord, s'assurer que rien

n'est resté dans la blessure, et mettre dessus un petit emplâtre de peaux d'oignon bouilli; ce qui prévient les congestions d'humeurs ou abcès. Si le corps étranger entré dans les chairs ne sort pas facilement, on l'attire par un petit emplâtre de poix de Bourgogne; quelques-uns y mêlent un tiers de levain de seigle; ce qui est peu utile et quelquefois dangereux.

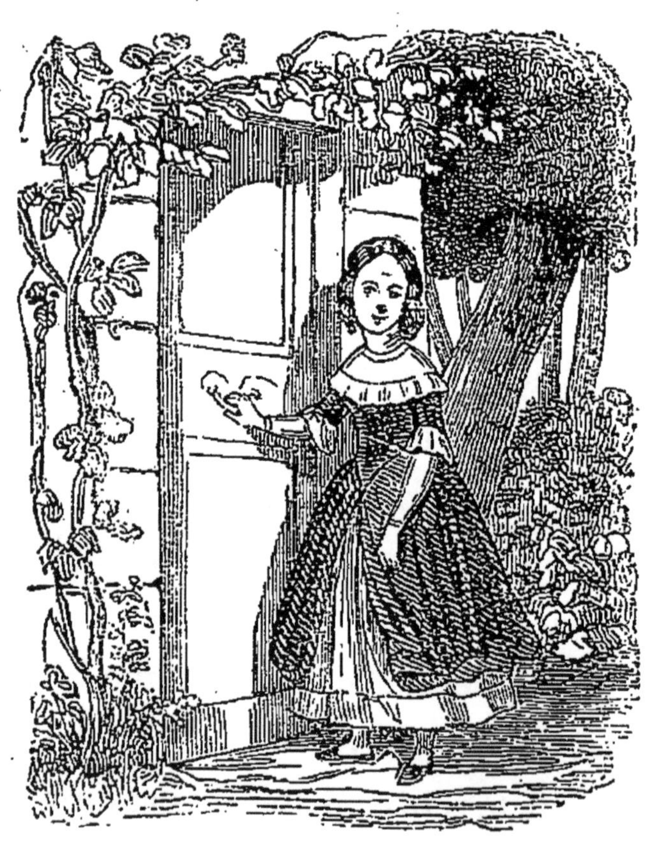

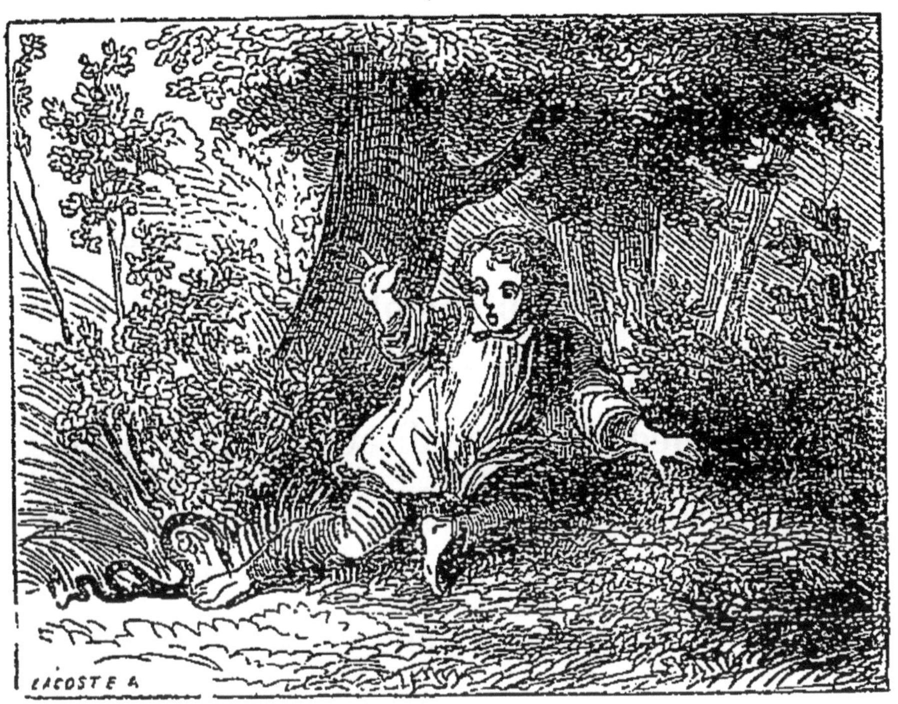

MORSURES DE VIPÈRES

Dans le Piémont, la Sardaigne et d'autres contrées des pays italiens, on guérit toute morsure de bête venimeuse en prenant de jeunes rameaux de figuier vert, dont on exprime le lait, et bassinant la plaie avec ce liquide.

Ailleurs on panse les morsures avec de la graine de moutarde infusée dans du vinaigre, ce qui est bien différent.

Ailleurs encore, on écrase la tête de la vipère ou du scorpion, et on met sur la plaie l'huile qui en sort.

A défaut de ces ressources, on peut brûler et cautériser la morsure; ce qui en prévient les suites si on agit promptement, c'est-à-dire avant que les chairs ne soient enflées.

Mais le remède le plus efficace est l'alcali volatil, dont on verse quelques gouttes sur la plaie, en même temps qu'on en avale la même quantité (quelques gouttes) noyée dans un verre d'eau.

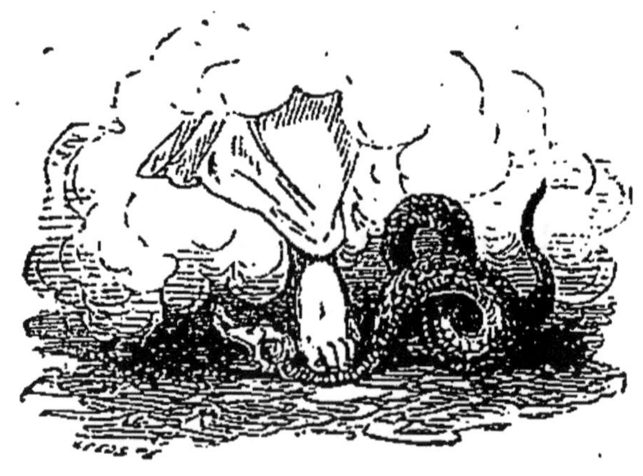

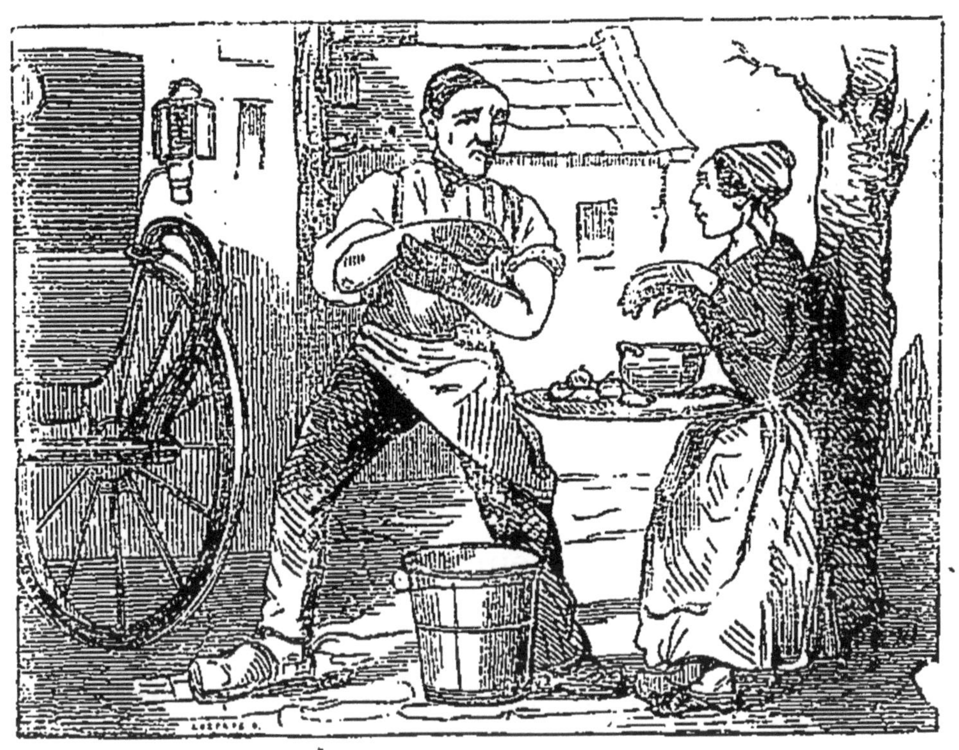

ENGELURES

Ceux qui se lavent plusieurs fois les pieds et les mains avec les premières neiges en sont généralement exempts. Disons aussi que les engelures ne viennent guère qu'aux gens dont le sang n'est pas pur et dont les humeurs sont un peu froides, et que la malpropreté des pieds est pour beaucoup dans la plupart des cas où il vient des engelures.

Pour guérir les engelures, non seulement à leur début, mais encore quand elles sont ulcérées, il suffit de mettre les parties envahies ou malades (les pieds ou les mains) à l'abri de l'air ; et voici comment on y parvient : On fait dissoudre au bain-marie une certaine quantité de colle forte ordinaire, blanche ou colorée, si l'on veut, pour lui donner un aspect plus agréable. Pendant que la colle est encore liquide, et dès que la température n'est pas trop élevée, on l'étend à l'aide d'un pinceau sur les pieds ou sur les mains, de manière à les revêtir d'une couche un peu épaisse. On les enveloppe ensuite avec un morceau de flanelle ou de linge, puis on les abandonne, pendant vingt-quatre ou trente-six heures, à l'influence protectrice de la couche de colle, qui sèche, se fendille plus tard, et tombe par écailles : un simple lavage à l'eau chaude la dissout complètement. Après une ou deux opérations au plus, l'inflammation a cessé, les engelures ont disparu.

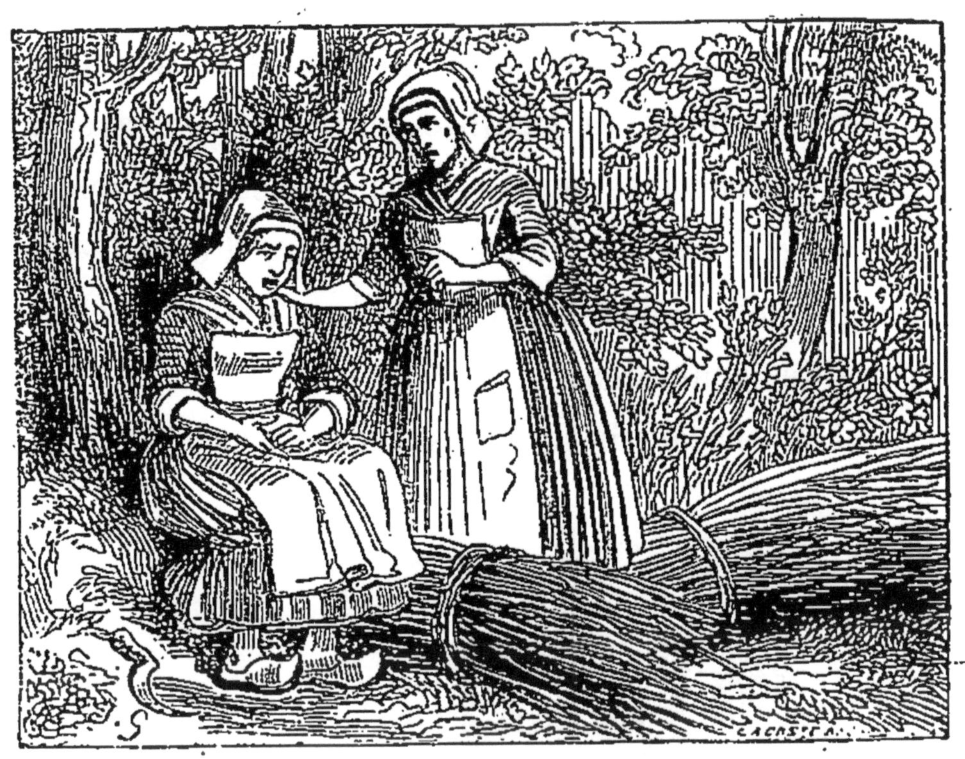

MAUX DE COEUR

Les maux de cœur viennent de chagrin, de fatigue, de dégoût, de mauvaise digestion.

Le chagrin n'est pas permis à des chrétiens, qui doivent adorer, en tout ce qui arrive, la volonté de Dieu.

La fatigue se remet par un cordial, par un verre de vin, par quelques aliments, et enfin par le repos.

Dans un mal de cœur produit par dégoût ou par une digestion pénible, on se soulage avec un verre d'eau très sucrée et rehaussée de quelques gouttes d'eau de fleurs d'oranger, d'eau-de-Cologne ou d'eau-de-vie vieille, mais quelques gouttes seulement.

Un verre de limonade sucrée est excellent.

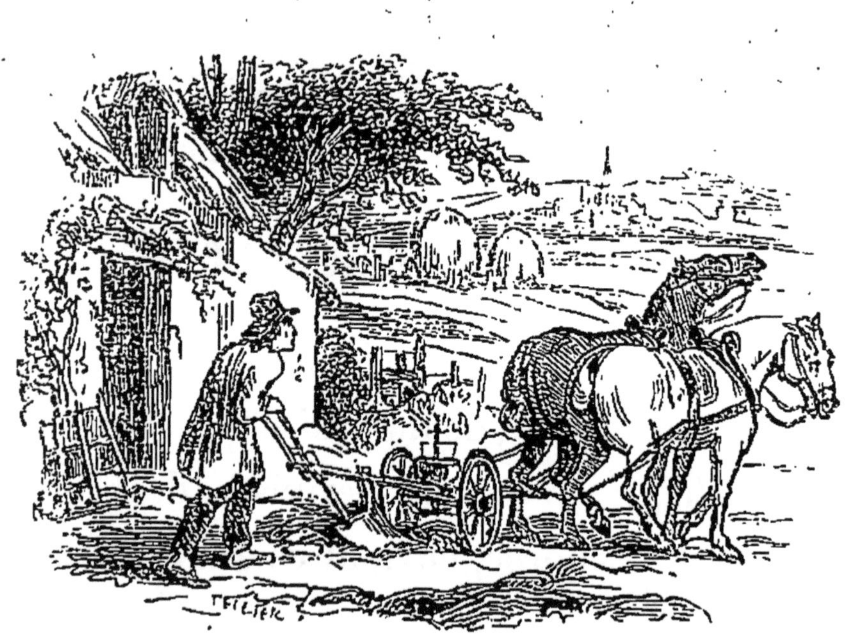

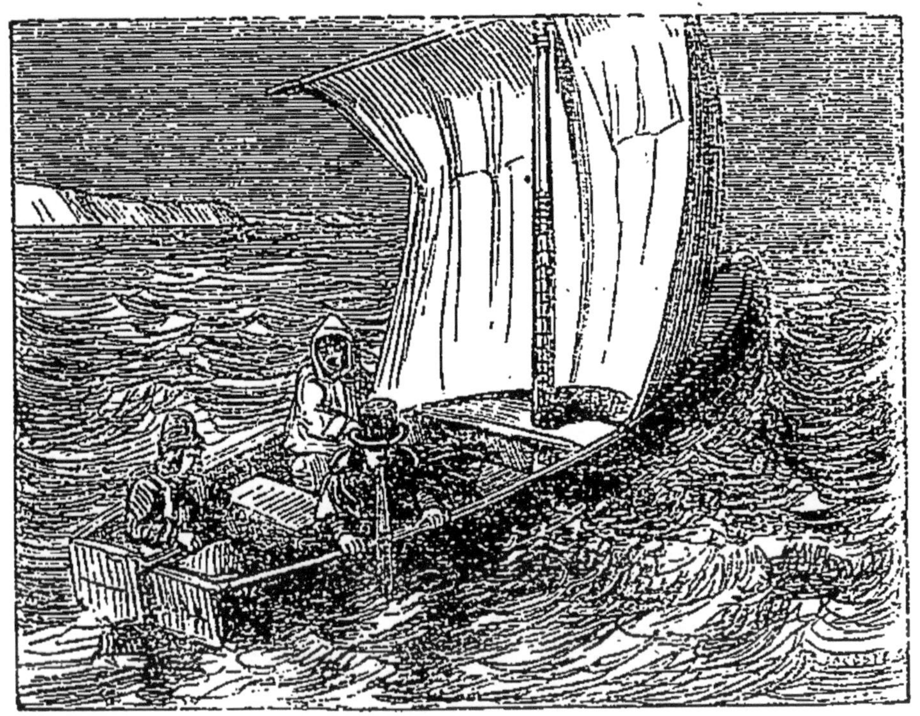

MAL DE MER

Pour éviter le mal de mer, on ne doit pas s'embarquer l'estomac vide. On doit s'entourer d'une ceinture qui serre un peu le ventre tout entier, jusqu'au-dessus de l'estomac.

Il est prudent aussi d'aller s'asseoir ou se coucher horizontalement auprès du grand mât, où le balancement est presque insensible.

Si, malgré ces précautions, on se sentait le cœur

prêt à se soulever, on peut boire avec confiance un verre d'eau sucrée, relevée de jus de citron en petite quantité, si toutefois on n'a pas l'estomac lourd.

Quelques-uns avalent des pastilles digestives.

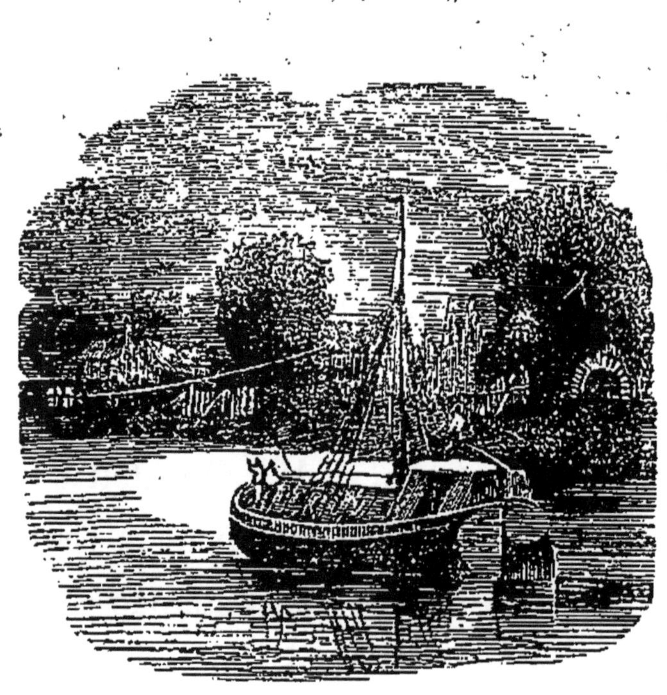

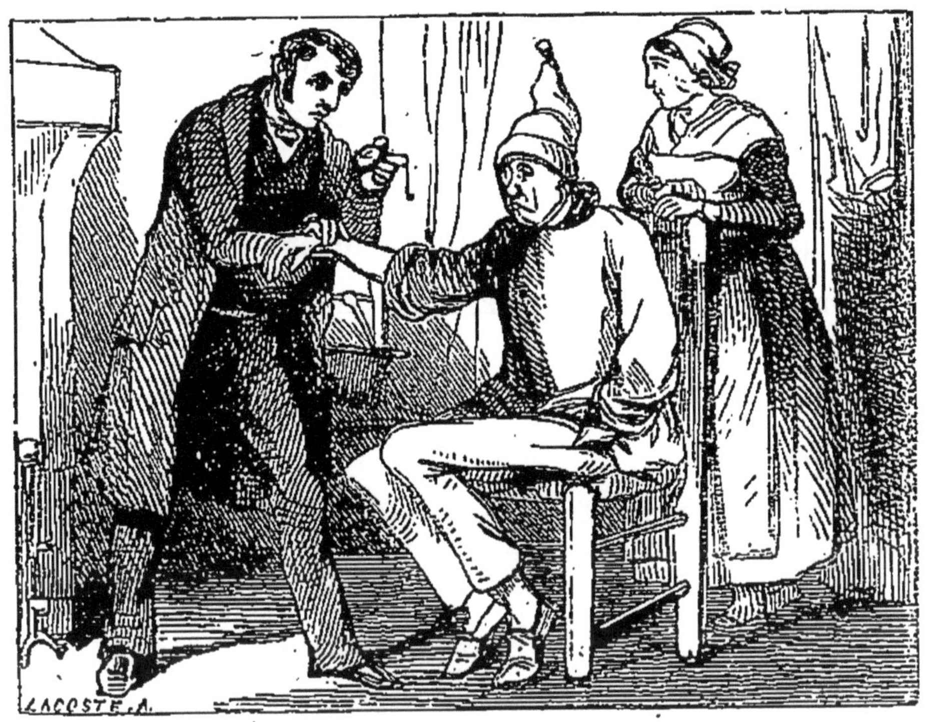

FIÈVRE

On coupe la fièvre, dans la médecine, avec du quinquina. Le même résultat peut être obtenu avec une autre écorce qu'on trouve partout, l'écorce de saule. Aux qualités bienfaisantes du quinquina l'écorce de saule ordinaire joint l'avantage de n'en avoir pas les défauts, qui sont d'échauffer et d'altérer.

Réduisez donc en poudre un morceau bien

sec et bien sain d'écorce de saule; faites infuser
cette poudre pendant vingt-quatre heures dans
du vin vieux, en quantité d'une once par bouteille;
joignez-y une petite branche de marjolaine, et
prenez-en une cuillerée un peu avant l'instant où
vient la fièvre.

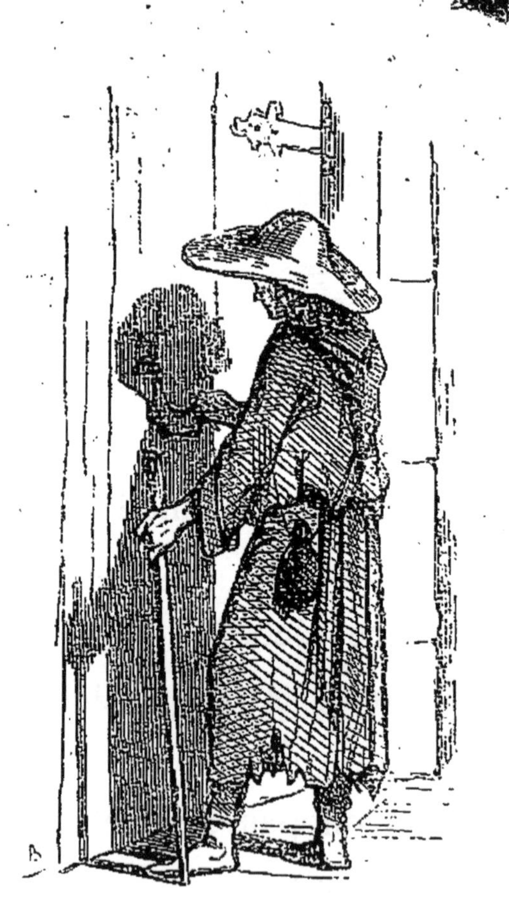

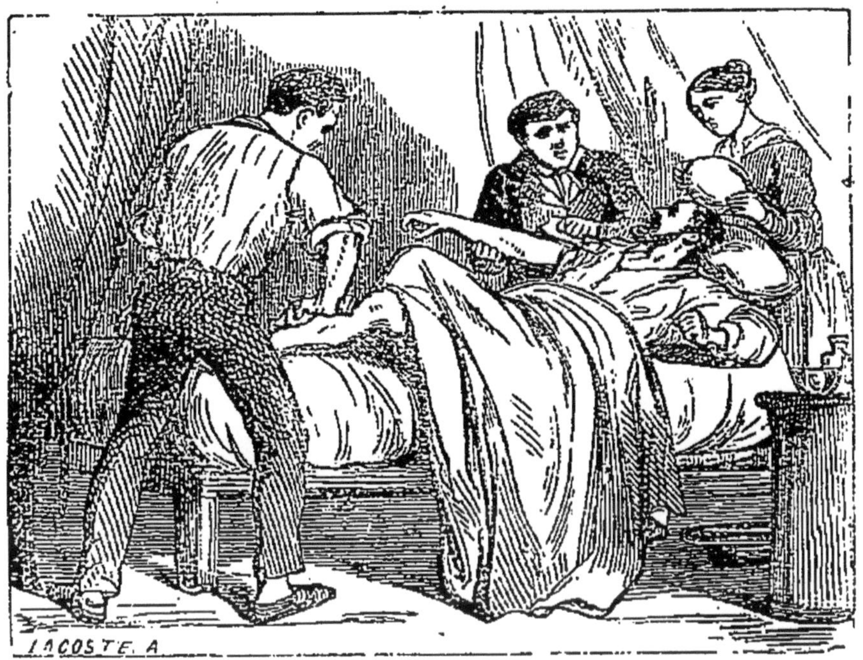

CHOLÉRA

Le choléra est un empoisonnement dont le principe n'est pas encore bien connu, et il n'y a qu'un médecin habile qui puisse maîtriser, et pas toujours, ce déplorable fléau.

Nous nous bornons ici à conseiller de s'abstenir absolument en de tels cas de toute espèce de saignée.

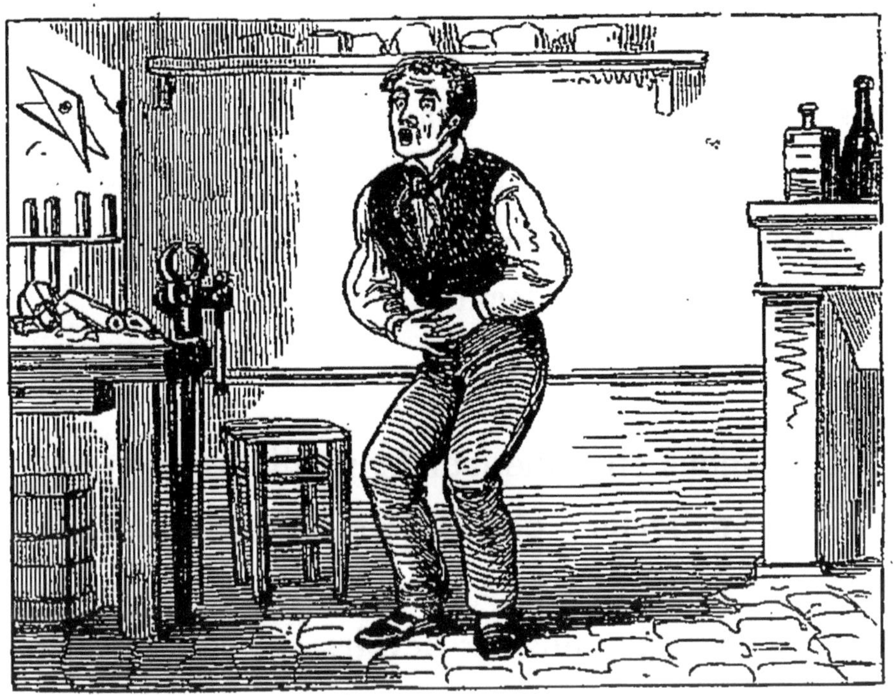

EMPOISONNEMENT

Dans les empoisonnements par le vert-de-gris, que les ustensiles de cuivre et même l'argenterie amènent à des degrés plus ou moins sérieux, si l'on n'a pas le soin de les tenir proprement, on reçoit soulagement et guérison, suivant la violence du mal, en buvant du lait à grandes doses.

Contre l'empoisonnement par les arsénieux on a quelquefois employé l'huile d'olive avec succès

On peut arrêter par les vomitifs les empoisonnements que l'opium a causés et qui sont plutôt des engourdissements menant à la mort. Mais dans des cas si graves, tout en procurant au malade les premiers soins, on doit le plus rapidement possible appeler un médecin.

Terminons en indiquant la meilleure manière de se bien porter, c'est d'être bon chrétien. — Les commandements de Dieu et de l'Église, outre qu'ils sont pour nous des devoirs, — sont encore une excellente hygiène ; — et si on observe que les personnes religieuses sont plus fraîches, plus calmes, mieux rassises, mieux portantes, que les gens du monde tumultueux, c'est qu'elles observent le point que nous venons d'indiquer, et que nous ne saurions vous recommander trop vivement.

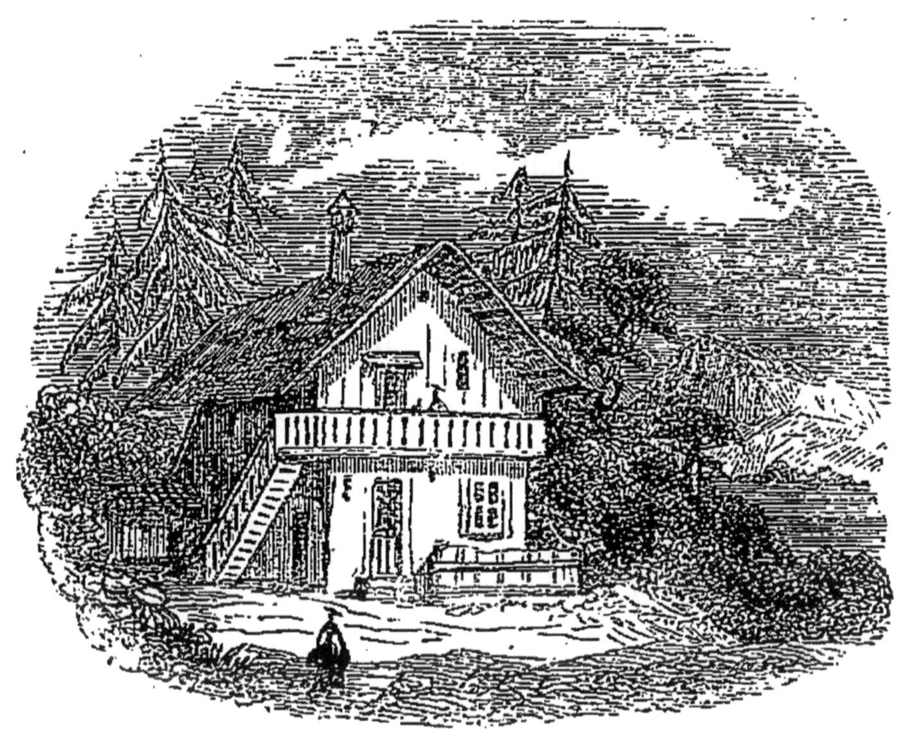

HYGIÈNE DU BATIMENT

L'art du bâtiment a pris de nos jours un essor prodigieux : mais les lois de l'hygiène ont-elles toujours présidé à cette foule de constructions qui se sont élevées de toutes parts ? On veut bien consulter un architecte pour l'emplacement et la construction d'une maison ; mais avant tout on exige que le plan en soit tracé de manière à pouvoir multiplier les logements dans l'espace le plus étroit.

L'exposition, la salubrité du lieu, sont rarement prises en considération. Quelle différence cependant entre un quartier sec, élevé, bien bâti, accessible à l'air, rechauffé par les rayons du soleil, et un terrain bas, entouré de rues étroites, tortueuses, où la lumière pénètre difficilement, où règne une humidité constante ! On peut en juger par le genre de maladies qui s'y développent, par leur marche, leur terminaison, par le teint des individus, et surtout par celui des enfants qui y demeurent ; car un air pur leur est encore plus nécessaire qu'aux adultes : le tissu tendre et délicat de leurs poumons, toujours en contact avec le fluide, la sensibilité et la mobilité exquise de leurs nerfs, rendent nécessairement ces petits êtres plus susceptibles de l'influence d'un air vicié.

Si on ajoute à une localité insalubre la mauvaise distribution des logements, des plafonds trop bas, des chambres petites, resserrées, recevant le plus souvent les émanations délétères des lieux d'aisances qui les avoisinent, faut-il s'étonner que des maladies meurtrières sévissent dans les quartiers populeux, surtout parmi les personnes de la classe ouvrière et peu aisée ? Semblables aux végétaux, les individus qui vivent dans des pièces étroites, obscures, malsaines, où l'air se renouvelle difficilement, sont faibles, pâles, bouffis, étiolés.

Les villes et les villages situés sur une colline, sur un plateau aéré, ou bien dans une vallée profonde, sur un sol humide, et où le ciel est presque toujours nébuleux, offrent une différence remarquable, relativement à la santé, à la beauté, à la vigueur, à la force et au nombre des habitants.

D'après ces réflexions, veut-on se déterminer sur le choix d'une maison ? La plus saine, sans contredit, sera celle qui se trouvera bâtie à mi-côte, sur un terrain sablonneux et pierreux, éloignée des forêts basses, des marais, des étangs, qui sera exposée à l'est ou au midi, en présentant un aspect riant.

Mais l'homme n'est pas toujours le maître de choisir le pays, l'habitation où il lui conviendrait le mieux de vivre. Son intérêt, ses affaires, ses affections, ses habitudes, le fixent le plus souvent dans le lieu qui l'a vu naître ; et, si ce lieu est insalubre, il faut qu'il en subisse les inconvénients : c'est la loi de la nécessité. Toutefois il est des mesures sanitaires qui peuvent diminuer l'insalubrité du site, et qu'une administration prévoyante ne doit jamais négliger. Les nouvelles lois que médite le gouvernement sous lequel nous vivons compléteront sans doute bientôt cette partie si essentielle de l'hygiène publique, qui ne peut que contribuer à améliorer le sort de l'espèce humaine.

A Paris, centre des arts et de la civilisation, l'autorité a quelquefois dirigé les travaux publics vers un but utile. Outre l'élargissement des rues et le nivellement des maisons, on sait tout ce qui a été fait sous l'Empire. Des rues larges et bien percées ne sont pas seulement agréables à l'œil, elles contribuent en même temps à la libre circulation des fluides élastiques nécessaires à l'entretien et au perfectionnement de la vie. Grâce au goût que les architectes déploient dans les nouvelles constructions, le toit des maisons ne se perdra plus dans la nue, et on ne sera plus sujet à avoir des vertiges pour gagner le dernier étage. Mais, dans beaucoup de nos départements, la police sanitaire est presque nulle, et les rues d'un grand nombre de bourgs et même de petites villes ne sont point pavées. Les eaux pluviales y séjournent, et avec elles du fumier, des immondices de toute espèce. La terre ainsi abreuvée devient, surtout après les grandes chaleurs, un foyer permanent de fièvres de mauvais caractère. A quinze ou vingt lieues de Paris, on voit encore des villages composés d'un amas de petites maisons mal bâties, malpropres, malsaines, misérables huttes où tout est confondu, où tous les hommes suent, toutes les femmes crient, tous les enfants pleurent : et pour contraste, non loin de là, quelques châteaux magnifiques, des parcs immenses, des jardins en terrasse, enfin tous les indices de l'opulence. Il y a des hommes qui voient et comparent froidement toutes ces choses, et qui ne comprennent pas qu'on puisse sentir autrement.

D. M. M.

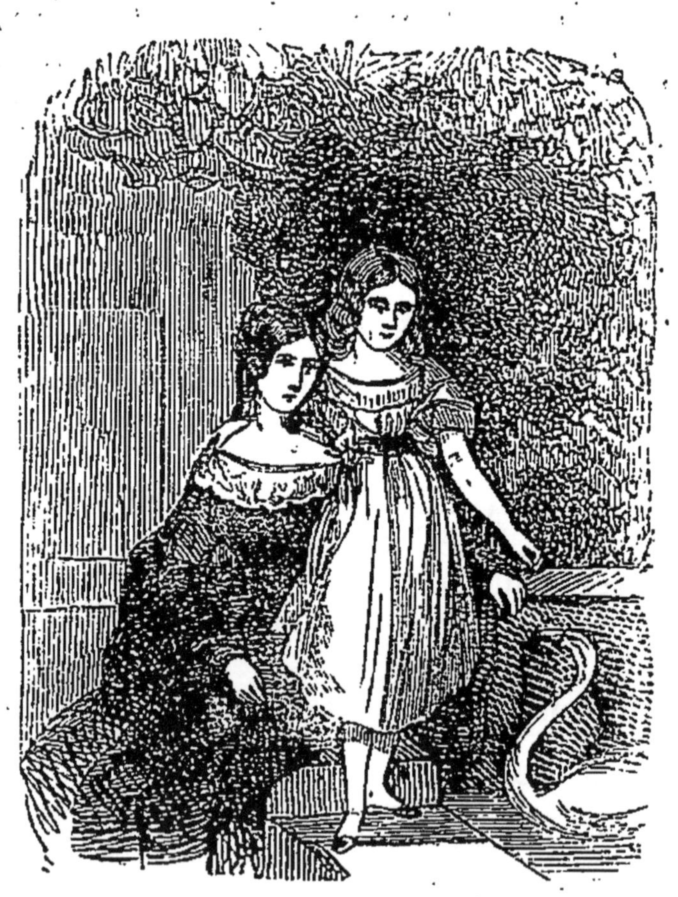

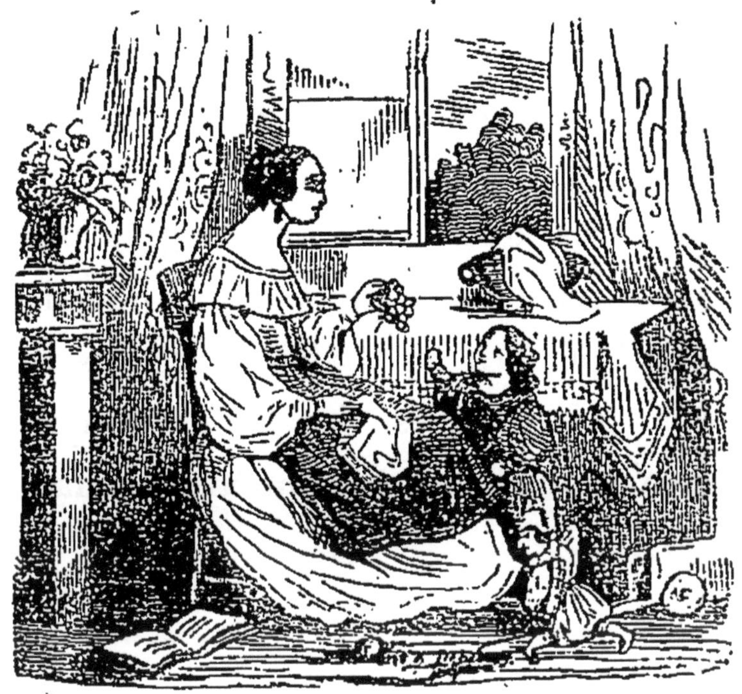

HYGIÈNE DES PROFESSIONS

Il est sûr que les préparateurs de la porcelaine en biscuit vivent peu, que la poussière des livres est funeste, que la vapeur des mines tue, et qu'il y a une multitude d'arts malfaisants, tels que la peinture, la préparation des vernis, le carder des laines, dont les ouvriers ont presque tous la poitrine et les yeux en mauvais état. Les imprimeurs finissent par les jambes. Il y aurait donc un bon traité à faire des maladies des arts.

Je me suis laissé dire en Hollande un fait assez singulier, c'est que les scieurs de grès périssent phthisiques et pulmoniques ; que la poussière de grès coupé pénètre les bouteilles scellées hermétiquement, les vessies, les œufs, et qu'aucun ouvrier n'avait pu exercer ce métier pendant quatorze ans.

DIDEROT.

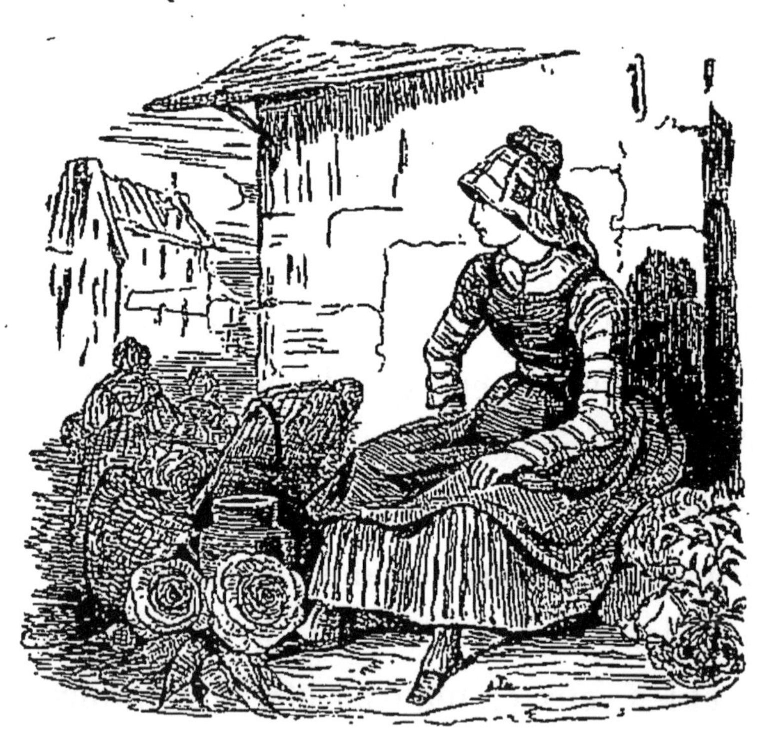

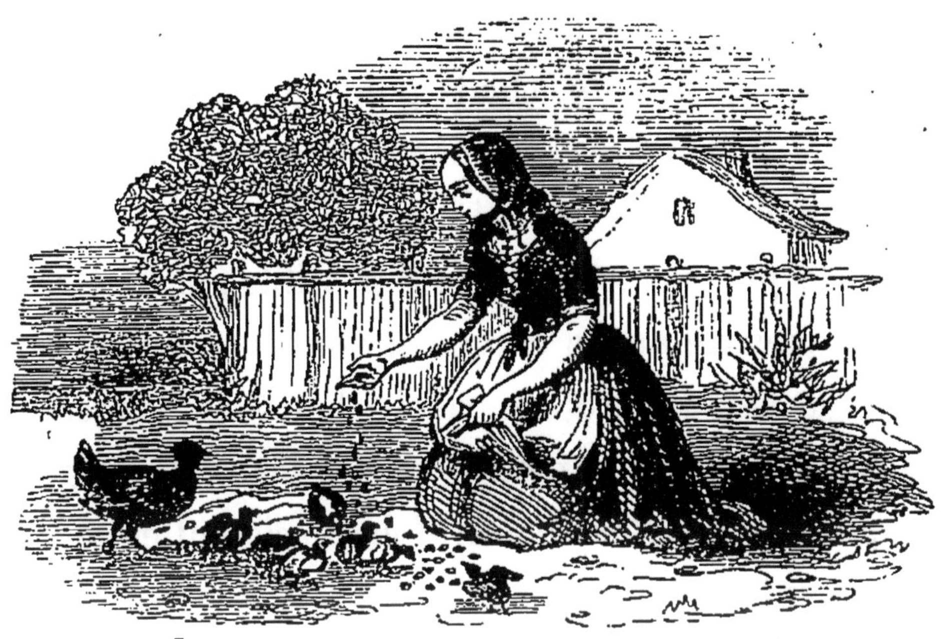

HYGIÈNE DE LA CAMPAGNE

D'abord il faudrait, autant que possible, lorsque vous construisez une maison, tourner vers l'est, qui est la plus saine de toutes les expositions, les chambres où vous habitez, et placer les bâtiments d'exploitation, vacheries, écuries, bergeries, toits à porcs, sur les derrières ou par les côtés.

Les murs intérieurs des logements, des greniers et des étables, devraient être, tous les ans, blanchis au lait de chaux ; le plancher de la chambre à coucher un peu exhaussé et carrelé en briques sur un lit battu de mâchefer et de sable ; le plafond le plus élevé possible ; la fenêtre large, ouverte dès le matin, et donnant passage à l'air, à la lumière, au soleil ; l'alcôve dégagée, pendant le jour du moins, des rideaux de serge trop épais qui, d'ordinaire, l'obscurcissent et l'enveloppent.

Malheureusement, c'est devant la maison même, et à la distance de quelques pieds, que l'on creuse le trou au fumier ; et là viennent se rendre et s'agglomérer, pourrir et fermenter, les urines et les excréments des animaux et des hommes, avec les eaux grasses et les débris des légumes, des insectes et de toutes sortes d'herbes et de plantes fangeuses et croupies.

Toutes ces exhalaisons fétides sont chassées et portées, par le moindre souffle du vent, à travers la porte et la fenêtre de l'habitation, où elles s'engouffrent, se condensent et sont respirées, à pleine poitrine, par les hommes, les femmes et les enfants.

Cette cause permanente d'infection produit des fièvres intermittentes, des langueurs d'estomac, des maux chroniques Si, au contraire, vous reportez le fumier plus loin sous un autre vent, vous êtes quelquefois surpris de voir les affections morbifiques disparaître tout à coup, avec les causes d'insalubrité qui les engendraient.

On peut aussi attribuer les fièvres des enfants à l'intempérance de leur nourriture, soit qu'ils mangent avec excès, soit qu'ils chargent leur estomac des baies et prunelles coriaces des haies, des fruits verts, de légumes indigestes ; soit qu'ils boivent des boissons fermentées ; soit qu'ils marchent, pieds nus, sur le carreau humide ou dans la boue.

Quant aux hommes, les travailleurs, tout en sueur après les rudes travaux de la moisson, s'abreuvent d'eaux froides ou gâtées, à leur main, et sans mesure, ou s'étendent, pour dormir, sur la terre fraîche. La transpiration s'arrête, le sang s'échauffe, l'inflammation survient et produit des fièvres aiguës.

Ils éviteraient ces maladies subites, en mêlant à leur boisson des fruits acidulés, ou un peu de vinaigre, en prenant des aliments plus substantiels, en couvrant leur tête, leur estomac et leurs reins, après le travail et pendant le sommeil, de vêtements plus serrés et plus épais.

La santé des manœuvres est toute leur richesse. Deux bras forts et laborieux valent mieux qu'un arpent de plus. C'est donc à son corps, à sa personne, à sa santé, plus qu'à sa terre, que l'homme des champs doit prendre garde. Or, il veille avec une sorte de tendresse, nuit et jour, sur ses chevaux, ses vaches et ses animaux domestiques. Il tourne et retourne sans cesse son héritage à la bêche, à la pioche, à la charrue. Il émonde ses arbres, il lie sa vigne, il bine ses légumes, il cendre ses prés : et il ne se soigne pas lui-même, qui est la main, le pied, l'âme, la vie de sa famille et de sa maison.

TIMON.

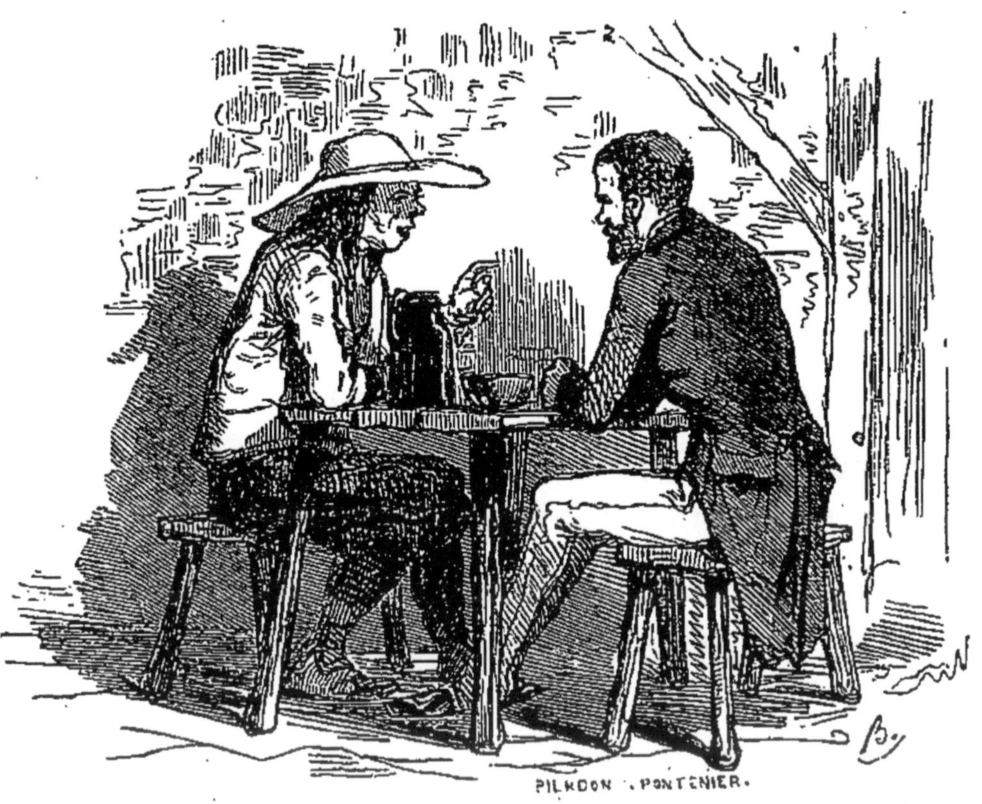

DE LA SANTÉ

Les hommes sont insensés au point de traiter
avec le plus d'indifférence et le moins de ména-
gement les deux choses précisément auxquelles
ils devraient donner tous leurs soins : le salut
et la santé. Le prix et la valeur du premier ren-

ferment une heureuse ou malheureuse éternité, et la seconde une vie exempte de douleurs et de maladies : *Sine sanitate nulla felicitas.* Les grandeurs, les richesses, les honneurs du monde deviennent fades et insipides, pour tout homme qui est privé du riche trésor de la santé. Rien ne saurait divertir un malade, et rien ne peut consoler un homme qui souffre de cuisantes douleurs. Tout paraît amer à la bouche d'une personne infirme ; rien n'a de goût pour un valétudinaire. Avec tout cela, quand on considère la manière de vivre de la plupart des hommes, on dirait qu'ils se donnent de la peine exprès pour se rendre malades. Ils mangent sans avoir faim, ils boivent sans avoir soif ; ils font mille excès sans besoin ; ils veillent sans nécessité ; ils se chauffent sans avoir froid, et ne négligent rien pour se priver de l'inestimable bien de la santé. Lorsque après une vie si mal réglée l'âge vient ensuite rapidement, accompagné de ses infirmités ordinaires, qui sont le fruit des débauches de la jeunesse, et que dans l'arrière-saison de la vie la douleur commence à se faire sentir, c'est alors, mais trop tard, qu'on maudit les dérèglements par lesquels on se l'est procurée, que l'on se plaint de ce qu'en insensé on a si peu ménagé et si mal conservé sa santé, qui seule aurait été capable d'adoucir les autres désagréments de l'âge.

La jeunesse voit tous les jours la vérité de tout ceci dans les personnes avancées en âge : et, malgré ces exemples vivants, l'esprit est si aveuglé par les passions, qu'il n'en profite pas.

LE COMTE OXENSTIRN.

FIN

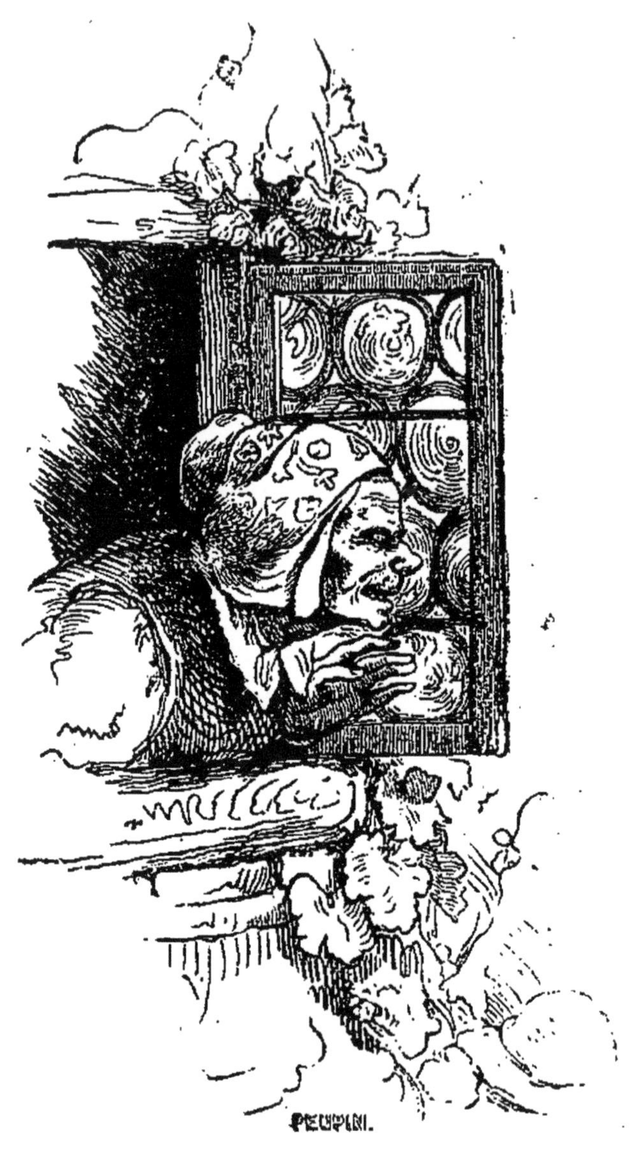

PLANCY

Typ. de la Société de Saint-Victor. — J. COLLIN, imp.